看護の現場ですぐに役立つ

麻酔ケアの基本

患者さんの痛みと不安を取り除く方法を学ぶ！

佐々木 克之 著

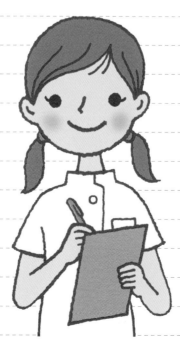

秀和システム

はじめに

「良好な周術期管理」という言葉が近年行き渡っています。手術中だけではなく手術前から患者さんの全身状態を整え、手術後も安定した管理を行うことにより、患者さんがより早く日常生活に復帰できるようにする、という意味で使用されています。

実際、近年の研究においても良好な周術期管理が良好な予後につながることは証明されています。

では、良好な周術期管理を行うために私たちのような麻酔科医がまずやるべき重要な項目は何か？

それは、周術期にかかわるスタッフ全員と息を合わせてチームとして機能することです。麻酔科医と距離の近い看護師さんとは特に息を合わせる必要があります。

息を合わせるためには共通言語を理解しなければなりません。その共通言語を理解するために、麻酔科医が何を考え、何をしているのかを看護師さんが知っていなければなりません。

本書の執筆を契機に、看護師さんと共通言語を共有することができればと思いました。私自身、手術室ナースの皆さんとの勉強会を数多く行ってきた経験から、共通言語を共有することの重要性を認識しています。

本書籍はわかりやすさを重視して簡単な言葉も丁寧に説明していますので、若手の看護師の皆さんはもちろん、初期研修医やその他の医療従事者にも理解しやすい内容となっています。

皆さんのお役に立つことができれば、最終的には患者さんによい結果をもたらすことができると信じています。ぜひ本書を手にとっていただければと思います。

2020年7月

著者

看護の現場ですぐに役立つ
麻酔ケアの基本

chapter 1 麻酔とは

chapter 2 麻酔の基本

chapter 3　術前の管理

chapter 4 術中のモニター機器とモニタリング

chapter 5 術後の管理

chapter 6　麻酔に使用する薬剤

chapter 7　麻酔にかかわる合併症

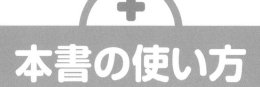

本書の使い方

　本書はchapter1からchapter7で構成されています。

　周術期に必要な麻酔管理について、手術前から手術後まで順に説明しています。chapter1から順番に読んでいただくと麻酔をスムーズに理解できるようにしました。

　医療は急速に進歩しています。その歩みの中で、麻酔は大きく変化を遂げ進化しています。その結果、麻酔は複雑になりました。chapter2ではこの麻酔についてわかりやすく解説しました。

　近年は高齢化が進み、重篤な合併症をもつ患者さんに麻酔を行うことが多くなっています。そのような患者さんに対して安全に麻酔をかけるためには術前評価 (chapter3) も大切です。加えて、麻酔中に起こりうる合併症についても理解し適切に対応しないといけません。chapter7に麻酔中起こりうる合併症をまとめていますので、ぜひ役立ててください。

　基本から学びたい人は最初から、知りたい項目についてだけ知りたい人は途中から、というように読む人に合わせてどこから読んでも知りたい情報が得られます。それぞれの項目でポイントを絞って解説してありますので、好きなところから読んでもらってかまいません。

　本書一冊で「麻酔の基本」に必要なことはすべて解決できますので安心してください。

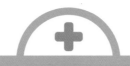

本書の特長

　手術室内で麻酔科医とともに働くナースが必ずマスターしなければならない事がらについて、手術の一連の流れをイメージしながらまとめました。本書を読めば、手術室にいる麻酔科医がどんなことをしているかがわかるようにしました。

役立つ ポイント1　わかりやすい言葉でまとめました

　専門語をできる限り減らして、看護師・看護学生であればだれが読んでも理解できるようにわかりやすく解説しました。専門語を減らすことにより、だれでもいつでもスムーズに読むことができます。他の医学書を読むための第一歩になることは間違いありません。

役立つ ポイント2　麻酔の一連の流れがイメージできます

　麻酔の流れがイメージできるように、本書前半では、手術を受ける患者に麻酔科医がどのように関与しているかを一連の流れで説明しています。後半では、麻酔の一連の流れで重要な項目をピックアップして解説しています。

役立つ ポイント3　図や表をできる限り挿入してわかりやすくしています

　読者ができる限り頭に入りやすいように、文字よりも図や表をできる限り加えています。図や表のほうがとっつきやすくイメージをつかみやすいと思われるからです。

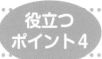 **1項目をコンパクトにしています**

1項目で学ぶことができる事がらを最低限にしてコンパクトにしています。学ぶ内容を絞ることで読みやすくわかりやすくなっています。

役立つポイント5 **いままでの経験を盛り込みました**

手術看護師さんと多くの勉強会を行ってきた経験を活かして、日常の臨床において手術看護師さんがわかりにくいと考えている部分を重点的にわかりやすく説明しました。

この本の登場人物

本書の内容をより深く理解していただくために
医師、ベテランナース、先輩ナースから新人ナースへ、アドバイスやポイントの説明をしています。

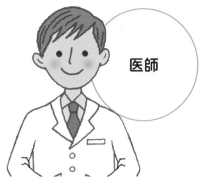

医師

病院の勤務歴8年。的確な判断と処置には定評
があります。

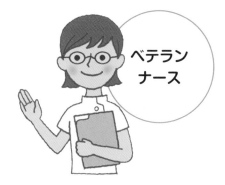

ベテラン
ナース

看護師歴10年。優しさの中にも厳しい指導を信念
としています。

先輩
ナース

看護師歴5年。身近な先輩であり、新人ナースの指
導役でもあります。

新人
ナース

看護師歴1年。看護のかかわり方、ケアについて勉強
しています。医師や先輩たちのアドバイスを受けて
早く一人前のナースになることを目指しています。

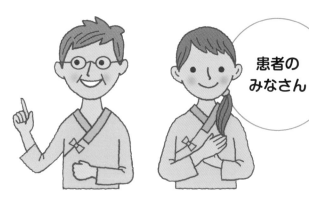

患者の
みなさん

患者さんからも、ナースへの気持ちなどを
語っていただきます。

chapter 1

麻酔とは

日本麻酔科学会のホームページ内に
「麻酔は、手術が安全に行えるように、手術中の患者さんの
全身状態を維持することを最大の目的とした医療行為」
と記載されています。
言い換えると「手術にとって麻酔は欠かすことのできない医療行為」
といえます。
この麻酔を行う医師が「麻酔科医」です。
本 chapter では麻酔と麻酔科医の役割について理解しましょう。

麻酔とは

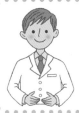

「手術を行うためには麻酔が必要である」という考えは私たちにとってあたり前になっていると思いますが、昔は手術を行うために大人数で患者を押さえつけたり、催眠療法で麻酔をかけることで手術を行ったりと、いまではありえないことを行っていました。

麻酔とは

「麻酔」といっても歯科治療に用いるような部分的な麻酔から心臓外科手術に用いる全身麻酔まで幅広くあります。大きく2つに分類するとすれば、意識のない完全に眠った状態にする麻酔「**全身麻酔**」と、意識はあるが痛みのない状態にする麻酔「**局所麻酔**」に分かれます。

どちらにもいえることは、麻酔は「痛みを取り除く」ことです。手術室内では「麻酔をかける」といえば、一般的に全身麻酔のことを示す場合が多いです。

全身麻酔と麻酔は何が一緒なのか？何が異なるのか？

全身麻酔と麻酔の違いをもう少し詳しく説明します。

●**麻酔は手術に必要な痛みを取り除くこと**

どんな麻酔であっても重要なのは痛みを取り除くことです。痛みを取り除くことができない患者さんは、痛みによって様々な不利益（合併症）を引き起こします。加えてその合併症は再び痛みにつながることが多く、まさしく負の連鎖が起きます。

●**全身麻酔とは「痛みを取り除く」こと**

痛みを取り除き、かつ眠った状態にすることが全身麻酔です。

歯科治療などで一部の痛みを取り除くのではなく、心臓外科手術などで眠った状態で手術を受ける必要がある人には全身麻酔を行います。つまり、痛みを取り除くだけでなく、眠った状態にする必要がある患者さんに行う麻酔が全身麻酔です。

また、全身麻酔が必要ではない治療や検査でも、患者さんの不安傾向が強い症例では全身麻酔を行うこともあります。

▼痛みを放置すると負の連鎖が起きる

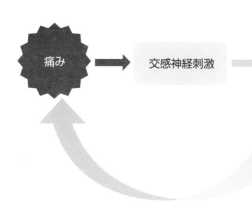

呼吸器	無気肺、低酸素血症 高二酸化炭素血症、肺炎
循環器	高血圧、頻脈、不整脈、 心筋虚血
内分泌・代謝	高血糖（糖尿病） 水分貯留（浮腫）
消化器	イレウス
凝固	血小板凝集、凝固亢進、 線溶低下、深部静脈血栓、 肺塞栓
免疫	免疫能低下

不安は痛みにつながる

Nurse Note

　麻酔とは痛みを取り除くことですが、不安が強い患者さんは痛みがより強く出る傾向があります。その不安に寄り添い患者さんの痛みを少しでも軽減することを心がける必要があります。大変残念なことに麻酔科医はこの不安に寄り添うことが得意ではありませんので、手術室ナースにぜひこの不安に気づいて寄り添ってほしいと思います。

世界最初の全身麻酔は日本？

　1804年10月13日は、日本の華岡青洲（はなおかせいしゅう）が世界で初めて全身麻酔を成功させた日といわれています。ただし、この成功までに多くの実験を重ね、母親は死亡、妻は失明という大きな代償を払ってきました。10月13日は麻酔の日としていまでも語り継がれています。

　余談ではありますが、初めて全身麻酔による乳がん手術を行った患者さんは、4か月後に亡くなっています。当時から考えると、いまの全身麻酔は安全であることがわかりますね。

麻酔科医の役割

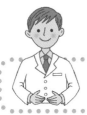

手術を安全に行うために手術中の全身管理を行う診療科が麻酔科です。

手術を安全に行うために全身管理を行います

手術を安全に行うために全身を管理する医師が麻酔科医です。

●手術前

手術を受けることが決定すれば、麻酔科医は全身を評価します。全身評価後に、麻酔に耐えうるかどうかの評価を行います。重篤な合併症をもつ患者さんについては重症カンファレンスなどを行い、十分な準備をします。全身を評価したあとは、患者さんに手術の説明をして、麻酔への同意書を取得します。

●手術中

手術前に評価した患者さんに麻酔を行います。呼吸や循環、意識の状態をモニタリングし、患者さんの全身状態が安定するように管理します。

●手術後

手術が終了したあとも麻酔薬の効果が残っているため、手術後の管理を適切に行わないと、手術後に病棟で呼吸抑制や循環抑制などの合併症が起こります。手術終了時にはしっかり患者さんの全身状態を評価して、手術室看護師さん経由で病棟看護師さんに申し送りを行います。

麻酔科医は手術室以外でも重要な役割を果たしている

麻酔科医は手術室以外でも重要な役割を果たしています。

●集中治療ケア

麻酔科医は循環管理や呼吸管理に優れているために、手術後の患者管理や、重篤な疾患を引き起こして全身管理が必要になった患者さんの集中治療ケアを行う役割も果たしています。

●ペインクリニック

麻酔科医は疼痛管理にも優れています。手術だけではなく、担当医が痛み治療に難渋している患者さんに対して、神経ブロックや薬物治療などの手法を用いて痛みの治療も行う役割も果たしています。

●その他

　集中治療ケアやペインクリニック以外にも、救急医療における呼吸・循環管理、進行したがんの痛みのケアを行う緩和ケアまで、幅広く重要な役割を果たしています。

▼麻酔科医が果たす役割

手術麻酔
周術期管理

循環管理
呼吸管理

疼痛管理

集中治療

ペインクリニック

救急医療

緩和ケア

　麻酔科医が果たすべき役割は手術室内だけではなく、手術室以外でも拡大しています。循環や呼吸を中心として痛みにも詳しい麻酔科医の役割は今後もどんどん拡大すると思います。

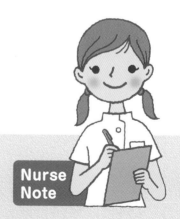

手術麻酔の専門性
（サブスペシャリティ）

Nurse Note

　麻酔専門医の資格を取得してから、私たちはさらに専門的な分野を学びます。心臓外科麻酔や産科麻酔、小児麻酔などはその代表例です。

麻酔法の種類

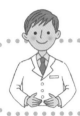

麻酔法は眠った状態になる「全身麻酔」と起きた状態のままの「局所麻酔」に分類できます。

眠った状態にする「全身麻酔」

全身麻酔は脳に麻酔をかけることにより行います。そのため、痛みを取り除くだけではなく、同時に意識もなくします。

「痛みが広範囲に及ぶ場合」「長時間の手術時間になる場合」「患者の不安がつよい場合」など局所麻酔では手術ができない症例に対して行います。

▼全身麻酔と局所麻酔の違い

全身麻酔

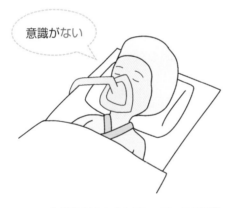

意識がない

【手術中は完全に眠っている状態】

局所麻酔

硬膜外麻酔
脊髄くも膜下麻酔 など

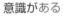
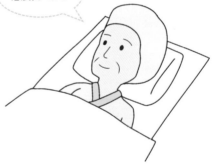

意識がある

【手術中は目覚めている状態】

部分的に痛みを取り除く「局所麻酔」

全身麻酔とは異なり、脊髄神経に麻酔を行う**局所麻酔**では意識が保たれています。全身麻酔以外の麻酔（脊髄くも膜下麻酔、硬膜外麻酔、末梢神経ブロック〈浸潤麻酔〉）はすべて局所麻酔に分類されます。

局所麻酔は、脊髄神経のどの部位で局所麻酔を行っているかで分類することができます。例えば、脊髄神経の根元に近い脊髄くも膜下に局所麻酔薬を投与する局所麻酔は**脊髄くも膜下麻酔**であり、皮膚や皮下の、脊髄神経のより末梢に近い部位に局所麻酔薬を投与する方法は**末梢神経ブロック**と呼びます。

硬膜外麻酔は、脊髄くも膜下の一層外側の硬膜外腔に局所麻酔薬を投与する方法です。各局所麻酔の特徴は次節に記載しますが、眼科手術で行う**点眼麻酔**や皮膚科医などが行う脂肪腫瘍摘出術で行う**浸潤麻酔**は、骨膜外部での局所麻酔である「末梢神経ブロック」に分類するとわかりやすくなります。

▼脊髄神経と各麻酔の見取り図

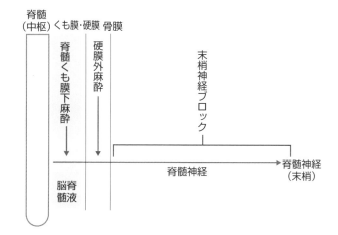

麻酔法は全身麻酔と局所麻酔に分類できましたが、痛みに特化した局所麻酔を全身麻酔と併用することもあります。

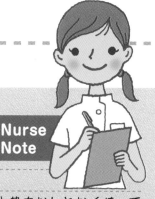

Nurse Note

「区域麻酔」と「局所麻酔」は同じ麻酔法？　異なる麻酔法？

「区域麻酔は何ですか？」「局所麻酔は区域麻酔と異なりますか？」、もしかしたら局所麻酔と区域麻酔の言葉をなんとなく使っているかもしれません。区域麻酔は全身麻酔と対をなす麻酔の手法であり脊髄神経を遮断する麻酔法です。また、脊髄神経を遮断する薬剤は局所麻酔です。つまり「局所麻酔は区域麻酔と同じ麻酔法」ということになります。

各麻酔法の特徴

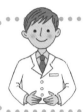

前節でもお話ししましたが、麻酔法は大きく「全身麻酔」と「局所麻酔」に分類でさ、局所麻酔薬は大きく「脊髄くも膜下麻酔」「硬膜外麻酔」「末梢神経ブロック」に分類できます。

眠った状態にする「全身麻酔」

同じことの繰り返しになりますが、全身麻酔は麻酔薬を脳に作用させることにより、痛みだけではなく意識もなくします。全身麻酔薬は気体の全身麻酔薬である吸入麻酔薬と、静脈の全身麻酔薬である静脈麻酔薬に分類できます。詳細はchapter 6を読んでください。

脊髄神経の中枢側で局所麻酔を行う「脊髄くも膜下麻酔」、末梢側で局所麻酔を行う「末梢神経ブロック」

脊髄神経のどの部位で局所麻酔を行うかで麻酔法が異なることは前節で学びました。脊髄神経の最も中枢側で局所麻酔を行う**脊髄くも膜下麻酔**は、痛みを強く取り除く局所麻酔法です。

脊髄くも膜下麻酔は脊髄神経の周囲で局所麻酔を行うため、強い痛みに対しても有効な鎮痛を提供できます。そのため、脊髄くも膜下麻酔単独で帝土切開術や卜腹部開腹手術などの開腹手術の管理を行うことができます。

脊髄神経の最も末梢側で局所麻酔を行う「末梢神経ブロック」は、選択的に痛みをとることができる局所麻酔法です。

末梢神経ブロックは脊髄神経の最も末梢側で局所麻酔を投与するため、除痛が必要な部分だけを選択的に遮断できます。全身麻酔と併用して術後鎮痛を提供する場合や、眼科の点眼麻酔、歯科の局部麻酔などは末梢神経ブロックにあたります。

●**硬膜外腔で局所麻酔を行う「硬膜外麻酔」は広範囲に痛みをとることができる局所麻酔法**

脊髄くも膜下腔よりも1層分外側の硬膜外腔で局所麻酔薬を行うことを**硬膜外麻酔**と呼びます。末梢神経ブロックより広範囲の鎮痛ができ、なおかつ、脊髄くも膜下麻酔よりも鎮痛の範囲を調節できるため、昔から代表的な術後鎮痛方法として全身麻酔と併用されてきました。近年、術後肺塞栓予防で抗凝固療法が推進されているため、硬膜外麻酔は行われなくなりつつある（術後鎮痛は末梢神経ブロックに変化しつつある）のが現状です。

▼各局所麻酔法の特徴

	長所	短所
脊髄くも膜下麻酔	・脊髄神経に直接作用するために強烈な鎮痛効果があり、下腹部手術の麻酔として行う。 ・少量の投与量で局所麻酔を行うことができる。	・投与量で鎮痛範囲を管理できないため、持続投与には向かない。
硬膜外麻酔	・鎮痛効果も良好で、投与量で局所麻酔の効果を管理できるため、持続投与に向いている。	・皮膚から深い部位に神経針やカテーテルを挿入するための抗凝固薬や抗血小板薬を内服している患者には、血腫による神経損傷のリスクが増大する危険性がある。
末梢神経ブロック	・鎮痛を行いたい神経に鎮痛効果を提供することができる。	・広範囲の鎮痛を行いたいときには、局所麻酔薬の投与量が増えて局所麻酔薬中毒の危険性がある。

同じ疾患でも術式によって麻酔法が変わってくる

　同じ疾患でも術式によって麻酔法が変わってきます。虫垂炎に対する虫垂切除術を考えてみても、開腹手術であれば脊髄くも膜下麻酔で行うことができます。一方、腹腔鏡下手術の場合は脊髄くも膜下麻酔で行うことは困難であり、全身麻酔（＋区域麻酔）で行うことなります。器械出しの看護師さんも術式によって異なる器械の準備を行っていると思いますが、それと同じですね。

局所麻酔薬中毒は危険

　上記の表の末梢神経ブロックの短所のところで**局所麻酔薬中毒**という用語が出てきました。局所麻酔薬中毒は、全身中の局所麻酔薬の血中濃度が一時的に上昇することによって発生する症状です。筋肉などの組織から徐々に血中濃度が上昇すれば痙攣や耳鳴りの症状が起こります。なお、局所麻酔薬が直接血管内に注入されると、一気に血中濃度が上昇して不整脈が起こり、場合によっては心停止に至ります。

麻酔の流れ

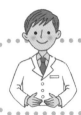

麻酔の流れを説明します。麻酔科医は手術前から手術後まで（周術期）管理することで患者を安全にします。

麻酔の流れは手術前から始まり、手術後も続く

麻酔の流れは手術当日だけではなく、手術前日から始まります。手術前日から患者さんの術前評価を行い、麻酔をかけてもよいかの評価を改めて行います。手術当日も患者さんの体調を確認してから麻酔をかけます。

手術終了時以降も患者さんの全身状態を確認します。麻酔をかける前の状態までに回復していなければ、麻酔から回復するまで回復室で管理を行います。

▼麻酔の流れ

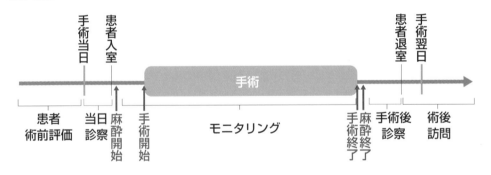

麻酔を併用するときは全身麻酔前に局所麻酔を行う

全身麻酔と局所麻酔を併用するときは、原則、全身麻酔前に局所麻酔を行います。局所麻酔は脊髄神経に麻酔を行うために、神経障害のリスクがあります。全身麻酔の前に局所麻酔を行い、神経障害が起こっていないかの確認を行ってから全身麻酔を行います。

ただし、例外もあります。末梢神経ブロックの中でも点眼麻酔や浸潤麻酔のように脊髄神経の限りなく末梢側に近い部位での局所麻酔は、神経障害の危険性が少ないため、全身麻酔導入後に行うこともあります。

手術を安全に管理するためには、手術が決定してから退院するまでの広い範囲を管理することが必要ですね。

ベテランナース

予定手術と緊急手術

Nurse Note

　予定手術と緊急手術に対する麻酔科医の対応は異なります。例えば、糖尿病のコントロールが不良な患者は術後感染のリスクが上昇しますので、手術が延期できそうなら手術を延期していただきます。ただし、緊急手術の場合は、命にかかわる状態ですので患者の合併症の有無にかかわらず緊急手術を優先します。

心臓の疾患と胃の悪性腫瘍が併発している患者では、どちらを優先？

Nurse Note

　心臓の手術と胃の悪性腫瘍の手術が必要な患者において、どちらを優先すべきか？　その答えは『どちらを急いでいるか？』であります。心臓外科と消化器外科と麻酔科でカンファレンスを行い、優先度の高いほうの手術を行います。もちろんそのカンファレンスではもう片方の手術日の計画も立てます。

MEMO

chapter 2

麻酔の基本

麻酔管理を安全に行うためには、麻酔科医の行っていることを
周りのスタッフが理解しなければなりません。
本chapterでは、代表的な麻酔法の説明および
それぞれの麻酔法で使用される麻酔器具に関してお話しします。
本chapterを読むことによって
周術期の一連の流れを理解することができます。

全身麻酔導入法

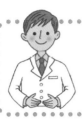

本chapterでは全身麻酔と局所麻酔にかかわる麻酔の基本についてお話ししします。本節ではまず全身麻酔導入法について説明します。大きく「予定手術」「緊急手術」「小児の導入」に分類されます。

予定手術の全身麻酔法：「入室➡麻酔導入➡気道確保」が基本になる

全身麻酔導入の基本は「入室➡麻酔導入➡気道確保」の手順を安全かつ確実に行うことです。このステップを基本としつつ、緊急の手術や小児の導入といった特殊な状況の場合は、状況に合わせて各ステップで行う手技を変更します。

▼予定手術の全身麻酔導入

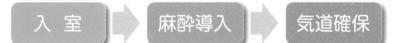

緊急手術は誤嚥の危険性が高い

予定手術と異なり緊急手術の場合は、絶飲食時間が不明です。痛みや不快感が強く、交感神経優位で腸管運動が低下しています。

つまり、緊急手術は胃内容物が排出されていないことが多いのです。その状況の中で麻酔導入を行うと、誤嚥の危険性が限りなく高くなります。この誤嚥に対応するための緊急手術の全身麻酔導入法については次節で説明します。

小児の点滴確保は難しい

小児は点滴が見えにくいことや体動が激しいことにより点滴確保が難しいため、点滴確保を行う前に麻酔導入を行います。

一見、点滴確保をせずに麻酔導入が行えるのは楽なように思えるかもしれませんが、導入中の急変等に対する救急処置が遅れるため非常に危険な麻酔導入であり、ストレスのある導入方法といえます。

気道確保困難の症例では、導入前に気道確保を行うことも考慮する

気道確保が困難な症例に関しては、気道確保を先に行ってから麻酔導入を行う場合もあります。

▼気道確保困難の症例における全身麻酔導入

入 室 ➡ 気道確保 ➡ 麻酔導入

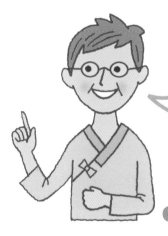

緊急手術は胃内容物が排泄されていないことが多く、誤嚥の危険性が限りなく高くなるようです。気をつけていただきたいです。

患者さん

麻酔導入の手順をチームで確認することにより、麻酔導入を円滑に進めることができます。

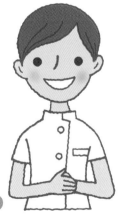

先輩ナース

全身麻酔導入の流れ（成人）

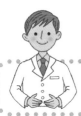

全身麻酔導入の流れは大きく「予定手術」と「緊急手術」の2つで異なります。

予定手術の全身麻酔導入（急速導入）

ほとんどの全身麻酔導入方法は下図のようになります。ポイントとしては麻酔導入薬投与に必要な静脈ラインの確保を入室後に行い、前酸素化を行ったあとに麻酔導入薬を投与します。その後、筋弛緩薬を投与し、声門が開くまで3分間マスク換気を行い、そのあと気管チューブを声門に挿入（気管挿管）します。

▼予定手術の全身麻酔導入

入　室 ➡ **麻酔導入** ➡ **気道確保**

① バイタルサインの確認
② 静脈ラインの確保
③ 前酸素化

④ 麻酔導入薬の投与
⑤ 筋弛緩薬の投与
⑥ マスク換気

⑦ 気管挿管、声門上器具の挿入

緊急手術の全身麻酔導入（迅速導入）

予定手術の全身麻酔導入方法と大きく異なる点は、「気管挿管前にマスク換気を行わない」ことです。マスク換気を行うと胃の中に空気を注入する可能性があり、胃の内容物が逆流する可能性があるのです。そのため、誤嚥の危険性の高い患者にはこの導入方法を選択します。

▼緊急手術の全身麻酔導入

入　室	➡	麻酔導入	➡	気道確保

❶ バイタルサインの
　確認
❷ 静脈ラインの確保
❸ 前酸素化

❹ 麻酔導入薬の投与
❺ 筋弛緩薬の投与
❻ マスク換気はしない

❼ 気管挿管、声門上
　器具の挿入
❽ マスク換気

column

迅速導入ではマスク換気を行わない

　誤嚥を予防するためには麻酔導入法として迅速導入を選択します。迅速導入では基本的にはマスク換気を行いませんが、低圧 (少量の1回換気量) ならマスク換気を行っても誤嚥を起こしにくいということで、低圧でマスク換気を行う麻酔科医もいます。

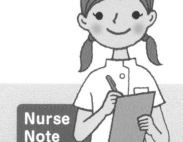

誤嚥の危険性の高い患者

Nurse Note

　緊急手術以外の患者にも、誤嚥の危険性の高い患者さんはおられます。妊婦さんや逆流性食道炎を併発している患者さん、消化管手術の既往歴のある患者さんには誤嚥の危険性の高い患者さんとして迅速導入の選択も考慮します。

全身麻酔導入の流れ（小児）

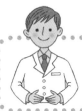

小児の全身麻酔導入を理解するために、知っておくべきことは「興奮期が存在すること」と「静脈ライン確保が困難であること」です。

患者さんが眠る過程で遭遇する「興奮期」

想像してください。我々が眠る過程（起きる過程）で大なり小なり寝相を起こします。このもぞもぞ動いている寝相が「興奮期」なのです。麻酔導入の際にもこの「興奮期」は存在します。では

なぜ、成人の全身麻酔導入でこの「興奮期」が見られないかというと、静脈ラインから挿入する麻酔導入薬はこの「興奮期」を感じる前に一気に麻酔をかけてしまうためです。

「興奮期」に遭遇するのが子供の全身麻酔導入である（緩徐導入）

成人と比較して小児はおとなしく手術室に来ることは少ないです。そのため、手術台から落ちないようにマスクによる麻酔導入を行います。一度おとなしくなりますが、「興奮期」が訪れるため再度手術台の上でもぞもぞします。このタイミングを見逃すと手術台から転落することになります。このタイミングは非常に重要です。

興奮期が過ぎたら、すぐに静脈ラインを確保して鎮痛薬と筋弛緩薬を投与します。ここからあとは成人の麻酔導入と同じになります。

緩徐導入という名前も、この興奮期に遭遇することからつけられました。

興奮期の子供が動かないように医師や看護師が取り押さえることは、子供の両親にとってはショックなことだと思います。子供の両親には興奮期の対応の必要性についてしっかり説明してあげることが重要です。

ベテランナース

点滴のとれない成人にも適応になる

Nurse Note

　小児のほかに、静脈ラインがとれない患者に対してもこの導入が適応になります。ただし、静脈ラインがない状態で麻酔導入を行うことはリスクを伴いますので、十分気をつけて麻酔導入を行います。

▼点滴をとりにくい場合の全身麻酔導入

入　室	麻酔導入	気道確保
❶ バイタルサインの確認 ❷ 前酸素化	❸ 吸入麻酔導入薬による麻酔導入 ❹ 静脈ラインの確保 ❺ 鎮痛薬と筋弛緩薬の投与 ❻ マスク換気	❼ 気管挿管、声門上器具の挿入

血管確保

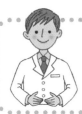

手術中の血管確保の目的は、「麻酔薬」「循環作動薬」「輸液や輸血」の投与です。血管確保部位としては、主に末梢静脈からの確保と中心静脈からの確保があげられます。

基本的には末梢静脈からの点滴確保で十分である

麻酔医が使用する麻酔薬と通常の循環作動薬ならば末梢静脈の確保で十分な対応ができます。
穿刺部位の選択方法は次のとおりです。

❶点滴漏れや抜けが確認できる上肢が基本
❷利き手ではない上肢
❸点滴確保が失敗してもいいように、上腕よりも前腕を基本確保部位とする。

ただし、以下の点も考慮します。

❶上肢に透析シャントが入っていれば反対側の上肢
❷上肢の手術なら反対側の上肢
❸リンパ節郭清を含めた乳がん手術後なら反対側の上肢
❹確保を考慮した上肢の点滴が難しいときは反対側の上肢
❺両側の上肢の手術など何かしら両上肢の点滴確保ができないときは下肢も考慮する

特殊な場合は中心静脈からの点滴確保も考慮する

上記のように、手術中は末梢静脈からの点滴確保ができればほぼ問題ありません。
ただし、

❶ボスミンやノルアドレナリンのような強烈な循環作動薬の使用
❷長期間の術後集中治療管理
❸末梢静脈が確保できない

などの特殊な症例においては、中心静脈（上大静脈・下大静脈・大腿静脈）から点滴確保を行います。

ただし、中心静脈からのカテーテルの挿入に関しては動脈穿刺や気胸などの重篤な合併症を併発している可能性がありますので、挿入位置を選択する際には十分注意してください。近年、末梢から中心静脈カテーテルを挿入できる末梢挿入型中心静脈カテーテル（PICC）の使用が簡便になり、挿入に関する安全性が高まっています。

気道確保

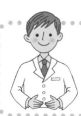

麻酔薬を使用すると上気道閉塞が発症します。この上気道閉塞を解除（気道確保）しないと呼吸停止につながり、そのまま放置していると数分以内に心停止となります。

上気道閉塞の原因は？

　昔から上気道閉塞の原因として主に舌根の低下が考えられてきました。ただし、近年では軟口蓋や喉頭蓋の低下によっても上気道閉塞が発症すると考えられるようになっています。

▼健常人と上気道閉塞患者の比較

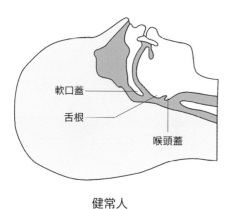

健常人

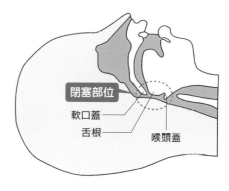

上気道閉塞患者

トリプルエアウェイマニューバーは
上気道閉塞を解除する気道確保である

この上気道閉塞を解除して空気が通過できるようにすることを**気道確保**と呼びます。筋弛緩薬が投与される前にまず「トリプルエアウェイマニューバー」を用いて上気道閉塞を解除します。**トリプルエアウェイマニューバーとは「開口」「後屈」「顎先挙上」の3つの操作を行うことです。ただし、外傷の緊急手術など後屈制限のある（疑いのある）患者には「下顎挙上」のみにとどめます。

▼トリプルエアウェイマニューバー

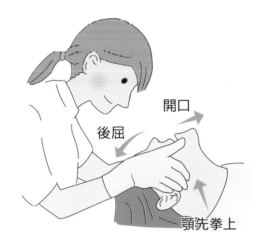

開口

後屈

顎先挙上

経口・経鼻エアウェイは上気道閉塞解除を
サポートする器具

上気道閉塞が解除できないときに経口・経鼻エアウェイを挿入すれば簡単に解除できる場合があります。ただし、「経口エアウェイは意識のある患者に原則として使用しない」、「経鼻エアウェイは頭蓋骨骨折に使用してはいけない」など、使用法に関して約束事があります。

▼経口エアウェイ（左）と経鼻エアウェイ（右）

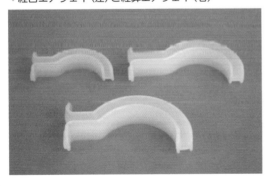
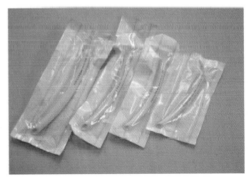

フェイスマスク

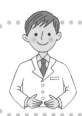

前節のトリプルエアウェイマニューバーで上気道閉塞が解除できなければ、これから紹介する「フェイスマスク」「気管挿管」「声門上器具」のような高度な気道確保を選択します。

どの高度な気道確保を選択するのか?

これから高度な気道確保「フェイスマスク」「気管挿管」「声門上器具」を3つ紹介します。3つも登場すると、どのように使い分けるべきか悩むと思います。

フェイスマスクを用いたマスク換気による気道確保は簡単に準備できるので行いやすい点が大きな特徴です。気管挿管を用いた気道確保はフェイスマスクと比較しても人も物も準備が大変ですが、挿管してしまうとあとは人工呼吸にお任せですので、挿管後は安心して手術にあたることができます。声門上器具はフェイスマスクによるマス

ク換気よりは挿入後の負担が少ないといわれています。ただし、気管挿管を用いた気道確保と比較しても確実な気道確保法とはいえません。

詳細はこのあとで述べますが、緊急で気道確保が必要になったとき、次の処置を行うまでのつなぎの気道確保法としてはフェイスマスクによる気道確保を選択し、それ以外は気管挿管もしくは声門上器具による気道確保を選択します。誤嚥の危険がより高いケースでは気管挿管による気道確保を第一選択とします。

最も簡便なフェイスマスクによる気道確保

高度な気道確保のうち、最も重要なものはフェイスマスクによる気道確保です。簡便かつ緊急事態で必要となる手技だからです。

前節で学んだトリプルエアウェイマニューバーで気道確保を行い、換気バックから空気を注入します。胸郭が上がることを確認しますが、胸郭が上がらないときは気道が開通していないことも考

慮して、トリプルエアウェイマニューバーの再試行やエアウェイの挿入、2人で換気を行うことも考慮します。それでも換気ができないときは気管挿管や声門上器具によるマスク換気などの対応に変更します。

フェイスマスクは最も簡便な方法ですが、誤嚥を予防できないことが最も大きな問題点です。

▼フェイスマスク

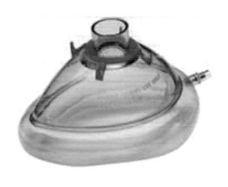

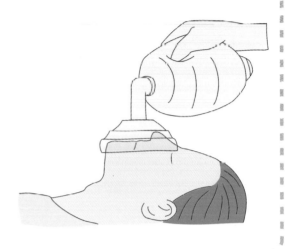

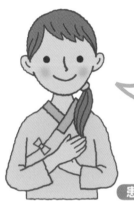

フェイスマスクによる気道確保は、気道確保が緊急で必要になったときに、つなぎの気道確保法だそうですが、適切な選択をお願いします。

患者さん

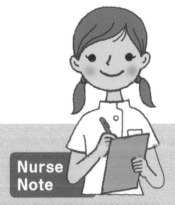

フェイスマスクによる換気は麻酔器を利用します

Nurse Note

　フェイスマスクによる換気がうまくいかないときは、二人法を使用すると思われがちですが、手術室ですので麻酔器を利用します。つまり、バック換気の役目を麻酔器に任せて、気道確保に集中します。

声門上器具

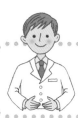

「フェイスマスクによる気道確保」と「気管挿管による気道確保」の中間的な
役割を果たす気道確保法が「声門上器具による気道確保」です。

➕ 声門上器具の種類は、「ラリンジアルマスク」と「i-gel」の2種類である

声門上器具による気道確保の歴史は約40年経過しました。現在まで様々な使用方法が報告されてきましたが、最初に発売されたラリンジアルマスクは数年間見向きもされなかったのです。挿管困難症例の気道確保に有効であったと報告されて以降、劇的に使用されるようになりました。声門上器具による気道確保のシェアは、日本ではまだ2割にも満たないといわれていますが、イギリス

では気道確保の5割以上が声門上器具によるものだという報告があります。

種類としては、カフに空気を注入することにより口腔内をマスクで覆い換気を行えるようにする**ラリンジアルマスク**と、カフへの空気の注入が不要で、ただ挿入するだけで声門を覆い、換気を行えるようにする**i-gel**の2つに大別されます。

▼ラリンジアルマスク（左）とi－gel（右）

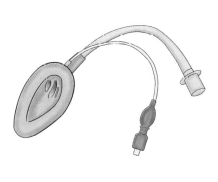
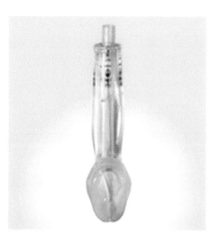

声門上器具の特徴

「ラリンジアルマスク」と「i−gel」に共通する声門上器具の特徴は、次のとおりです。

● **長所**
・上気道閉塞を解除できる。
・呼吸ガスの漏れをある程度防ぐことができる。
・気管挿管による気道確保と比較して、気道への刺激が小さい。

● **デメリット**
・誤嚥を完全に防ぐことはできない。
・喉頭痙攣が発症してしまったら換気ができなくなる。
・ある一定の換気圧になると、声門上器具を介したマスク換気ができなくなる。

声門上器具の特徴を活かす

フェイスマスクによるマスク換気と気管チューブによる気管挿管の中間的な存在であり、使用方法が一見悩ましいかもしれませんが、特徴を活かせば大きな役割を果たすことができます。

❶フェイスマスクによるマスク換気に失敗したときのサポート
❷長期間のマスク換気が必要な場合の気道確保

この2点に関して声門上器具は大きな役割を果たします。
また、声門上器具が挿入できると、声門上器具をガイドにして気管挿管もできます。

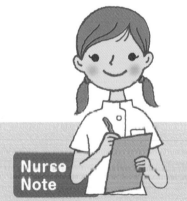

どの声門上器具が有効？

Nurse Note

現在、多くの声門上器具が発売されています。その中で「最も有効な声門上器具はどれか？」という議論がよくもちあがります。この問いへの唯一の答えはありませんが、カフへの空気の注入が不要で、ただ挿入するだけで換気ができる「i-gel」は有効な声門上器具といえるかもしれません。

気管挿管

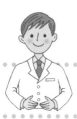

気管挿管による気道確保が、最も確実な気道確保法です。

最も確実な気道確保法である気管挿管

「フェイスマスク」や「声門上器具」による気道確保と比較して最も確実な気道確保法は、「気道挿管」によるものです。

そのため、誤嚥の危険性がある場合やマスク換気困難が予測された場合の第一選択の気道確保法となっています。気管による刺激がほかの器具と比較しても大きいため、一般的には麻酔を行ってから気管挿管を行います。

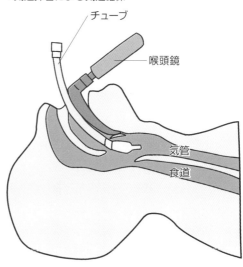

▼気道挿管による気道確保

チューブ

喉頭鏡

気管

食道

喉頭鏡は進化している―ビデオ喉頭鏡の登場

挿管時に使用する喉頭鏡がこの10年間で進化してきました。直接声門を確認しながら気管チューブを挿入する喉頭鏡から、喉頭鏡装置の先端に設置された小型のビデオカメラによる映像を間接的に確認するビデオ喉頭鏡に変化しつつあります。今日の日本では、ビデオ喉頭鏡の様々な製品が発売され使用されています。

申し送りに挿入ラインの確認を怠らない

　患者さんが手術室に入室するときに申し送りを行います。この際、患者の名前や全身状態だけなく挿入ラインの確認を申し送りの人と一緒に行ってください。病棟（外来）から手術室に移動する際に、挿入したラインが抜けてしまう症例も残念ながらあります。

どのビデオ喉頭鏡が有効か？

Nurse Note

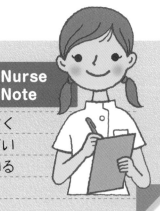

　前節に引き続き『どのビデオ喉頭鏡が有効か？』とよく聞かれます。これも、唯一の答えはありません。あえていうなら、マッキントッシュ型喉頭鏡の使用方法に似ているマックグラスマック は使いやすいかもしれません。

ビデオ喉頭鏡はいつ使用する？
マッキントッシュ型喉頭鏡はいつ使う？

Nurse Note

　今日、ビデオ喉頭鏡が大きく普及し、マッキントッシュ型喉頭鏡を使用する麻酔科医は少なくなったと思います。
　ビデオ喉頭鏡の普及率を考慮すると、困難気道だけではなく通常の気道にも使用してもよいと思います。
　ただし、ビデオ喉頭鏡のカメラは口腔内の異物や出血には弱く、そのときにはマッキントッシュ型喉頭鏡により口腔内吸引を行いながら声門を直接確認して挿管することをお勧めします。

脊髄くも膜下麻酔

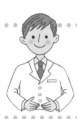

chapter 1でもお話ししました。局所麻酔の中で最も中枢に近い、脊髄神経が走行する脊髄くも膜下腔に局所麻酔薬を投与する脊髄くも膜下麻酔について説明します。

強烈な鎮痛を提供できる局所麻酔

脊髄神経に直接局所麻酔を投与する脊髄くも膜下麻酔は、強烈な鎮痛方法として手術の周術期鎮痛ではなく手術時の麻酔として使用されます。脊髄くも膜下腔は脳脊髄液に満たされており、その脳脊髄液は通常の人では1日数回入れ替わると報告されています。つまり、脊髄くも膜下腔を満たす脳脊髄液の総量は少量なのです。その結果、脊髄くも膜下麻酔に使用される局所麻酔薬の投与量は少量でよいのです。胎児移行性の薬剤が影響する帝王切開術では有効な麻酔法になります。

▼脊髄神経と脊髄くも膜麻酔の関係

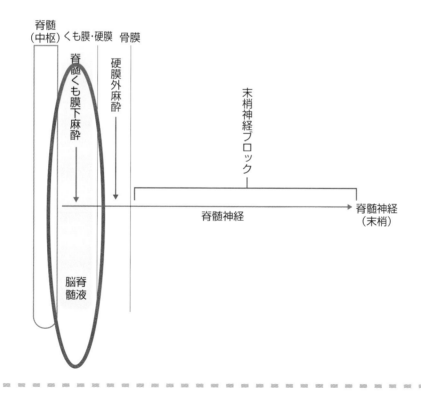

脊髄神経を穿刺しないようにL2以下で穿刺する

有効な麻酔法ではありますが、脊髄神経の近くまで穿刺針を進めますので、脊髄神経を穿刺しないように脊髄神経の下端といわれる第2腰椎(L2)以下で穿刺を行います。そのため、脊髄くも膜下麻酔は上腹部には効果的な麻酔法ではなく、下腹部以下の手術に有効な麻酔法です。

▼脊髄くも膜下麻酔(左)と穿刺部位(右)

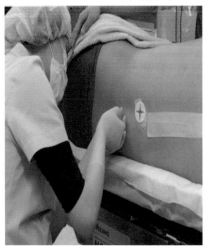

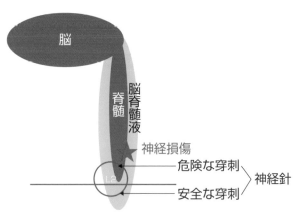

脳

脳脊髄液

脊髄

神経損傷

危険な穿刺
安全な穿刺 } 神経針

L2

脊髄くも膜下麻酔の麻酔作用は約2時間である

脊髄くも膜下麻酔の麻酔作用は局所麻酔薬投与後、効果が約2時間持続します。そのため、帝王切開術や虫垂切除術など下腹部の小切開に有効な麻酔法となります。使用する局所麻酔薬として主に高比重マーカインと等比重マーカインがあります。高比重マーカインは効き始める時間が早いといわれていることや鎮痛作用の調節を行いやすいといわれていますが、それ以外に大きな違いがないと考えてください。

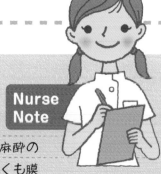

帝王切開で使用する脊髄くも膜下麻酔の局所麻酔薬の使用量は？

Nurse Note

虫垂炎や鼠径ヘルニア根治術で行う脊髄くも膜下麻酔の局所麻酔薬の使用量と比較して、帝王切開で行う脊髄くも膜下麻酔の局所麻酔薬の使用量は少なめです。

出産時には子宮が脊髄を圧迫することにより、脊髄くも膜下腔が通常よりも狭くなっているからです。

硬膜外麻酔

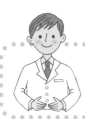

脊髄くも膜下麻酔と一緒にchapter 1で述べたとおり、硬膜外腔に局所麻酔を投与する麻酔法が硬膜外麻酔です。

有効な術後鎮痛方法として昔から使用されてきた硬膜外麻酔

硬膜外腔はくも膜よりも1層分外層に存在する脂肪組織であり、投与した部位を中心に有効な鎮痛方法を提供できます。加えて投与量に比例して鎮痛効果の範囲を広げることができます。そのため、持続投与用のカテーテルを挿入して術後鎮痛として昔から使用されてきました。

▼脊髄神経と硬膜外麻酔の関係

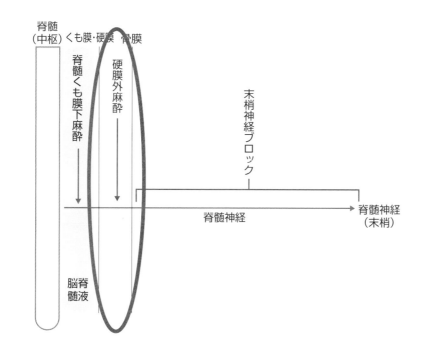

脊髄神経に極めて近いため、硬膜外血種による脊髄神経損傷には気をつける

　脊髄神経に極めて近い部位に局所麻酔を投与するため、硬膜外腔に血種をつくってしまうと脊髄神経圧迫による脊髄神経損傷を引き起こす可能性があります。

　そのため、抗凝固剤や抗血小板剤を投与されている患者さんには、休薬期間をしっかり延長してから硬膜外麻酔を使用したり、硬膜外麻酔ではなく次節で説明する末梢神経ブロックを使用することも考慮します。

　近年は予定手術であっても抗凝固剤や抗血小板剤を休薬せずに手術を行うこともあり、硬膜外麻酔の使用頻度は減少傾向となっています。

作用時間は局所麻酔薬に影響する

　硬膜外麻酔の作用時間は局所麻酔薬に依存しており、長時間作用型局所麻酔薬を投与したら約8時間、短時間作用型局所麻酔薬を投与すれば約2時間は効果的です。12時間以上作用させるためには、硬膜外腔にカテーテルを挿入して局所麻酔薬の持続投与を行います。

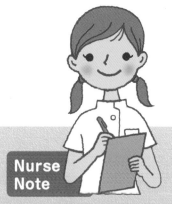

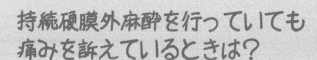

持続硬膜外麻酔を行っていても痛みを訴えているときは？

Nurse Note

　持続硬膜外麻酔を行っていても術後の痛みを訴えている場合があり、困りませんか？　その場合は以下のように処置します。

①硬膜外麻酔が有効であるのかを確認する。硬膜外に局所麻酔薬を追加投与して、鎮痛効果があるかを確認する。

②硬膜外麻酔が有効であれば、局所麻酔薬を追加投与する。

③硬膜外麻酔が有効でなければ、フェンタニルなどの持続静脈内投与に切り替える。

末梢神経ブロック

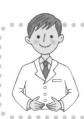

脊髄神経の最も末梢側で局所麻酔薬を注入して局所麻酔を行う方法が末梢神経ブロックです。超音波診断装置の機能が向上した近年、注目されている局所麻酔法です。

選択的に痛みをとることができる末梢神経ブロック

脊髄神経の最も末梢側で局所麻酔薬を注入する局所麻酔のことを**末梢神経ブロック**と呼びます。末梢神経ブロックは次節以降で説明する腕神経叢ブロックや大腿神経ブロックから、眼科の手術で使用する点眼麻酔、皮膚科の手術で使用する浸潤麻酔まで、幅広く存在します。

近年、超音波解剖学が進化して、末梢神経を確認しながら神経ブロックを行えるようになりました。選択的に痛みをとることができ、必要以上の神経を遮断しないため早期離床の妨げとなる筋力低下を予防することができ、早期離床を円滑に進めることができます。

▼脊髄神経と末梢神経ブロックの関係

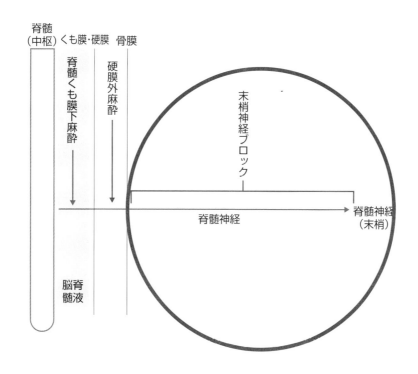

超音波ガイド下末梢神経ブロックは近年特に注目されている

　超音波診断装置の機能向上とともに，末梢神経の同定が容易になりました。超音波で末梢神経を確認しながら神経ブロックを行うことが容易になりました。その結果，血管の誤穿刺も少なく，より正確に神経ブロックを行うことができるようになりました。

▼超音波診断装置では末梢神経が容易に確認できる

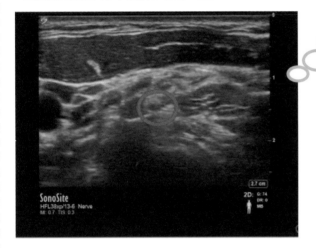

赤丸は第五頸椎神経

局所麻酔薬中毒には注意

　末梢神経ブロックは脊髄くも膜下麻酔や硬膜外麻酔と比較しても局所麻酔薬の投与量が多量になる可能性があります。局所麻酔薬中毒の危険性には注意してください

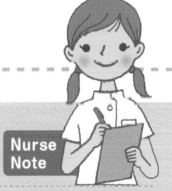

神経ブロック中の局所麻酔薬中毒にできる限り早く気づく

Nurse Note

　神経ブロック中にめまいを訴え、痙攣を引き起こしたら局所麻酔薬中毒と判断し、早期に治療を行う準備を行ってくださいね。

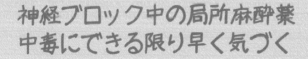

腕神経叢ブロック

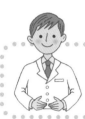

前節で説明した末梢神経ブロックの1つであり、上肢の手術に使用する神経ブロックです。

上肢の痛みを取り除くことができる末梢神経ブロック

腕神経叢という、腕に関係する神経（第5頸椎神経から第1胸椎神経までの塊）の周囲に局所麻酔薬を注入することで上肢の鎮痛を得る方法を**腕神経叢ブロック**と呼びます。局所麻酔薬を投与する部位によって呼び名（アプローチ方法：斜角筋間、鎖骨上、鎖骨下、腋窩）が異なりますが、いずれのアプローチも上肢の骨折など**上肢の手術**に有効な神経ブロックとなります。

▼腕神経叢と、腕神経叢ブロックの各アプローチ法

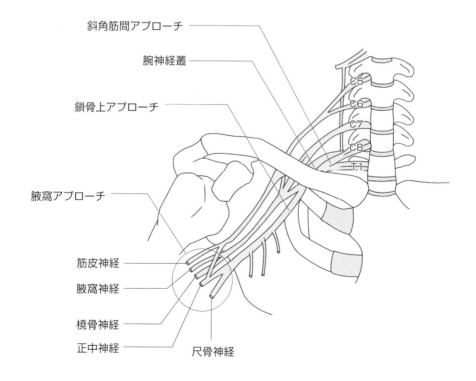

▼腕神経叢ブロック（鎖骨上アプローチ）の様子：
　プローブのあて方（上）と超音波画像（下）

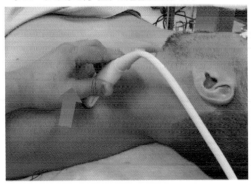

▼腕神経叢ブロックの鎮痛範囲

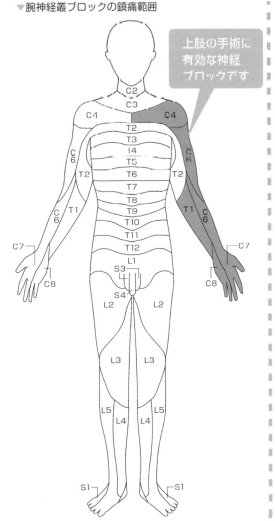

> 上肢の手術に有効な神経ブロックです

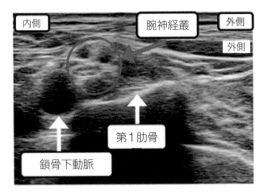

内側　　　腕神経叢　　　外側

外側

第1肋骨

鎖骨下動脈

気をつけることは血管（動脈）穿刺と気胸

　腕神経叢ブロック中に注意すべき合併症は血管（動脈）穿刺と気胸です。

　腕神経叢は頸動脈から腋窩動脈まで大きな動脈と並走しています。この動脈を穿刺することは致命的な合併症につながる可能性があります。また、肺に近い部位で神経ブロックを行うため、肺を穿刺して気胸を併発する危険性があります。

　合併症を予防するために、神経ブロック中は超音波画像に神経針をしっかり描出するよう心がけます。

大腿神経ブロック

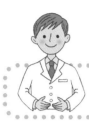

下肢の鎮痛目的で行う末梢神経ブロックの1つです。

下肢前面の痛みを取り除くことができる末梢神経ブロック

　大腿神経は腰神経叢という主に下肢前面をつかさどる神経叢の最も太い神経です。その大腿神経に局所麻酔薬を注入する大腿神経ブロックは、主に**下肢前面の痛み**を除痛する神経ブロックです。

全身麻酔と併用することによって、人工膝関節置換術や膝の関節症などの周術期鎮痛方法として行われています。

▼腰神経叢の走行

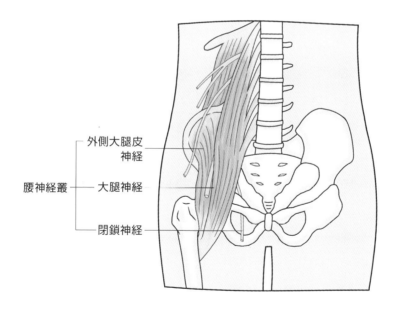

外側大腿皮
神経

腰神経叢 ── 大腿神経

閉鎖神経

▼大腿神経ブロックの様子：プローブのあて方（左）と超音波画像（右）

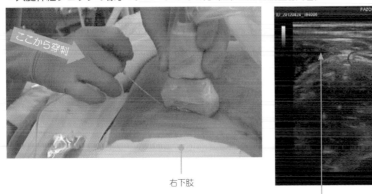

ここから穿刺

右下肢

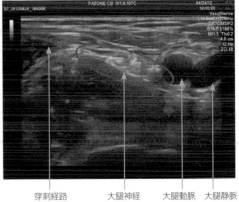

穿刺経路　　大腿神経　　大腿動脈　大腿静脈

▼大腿神経ブロックの鎮痛範囲

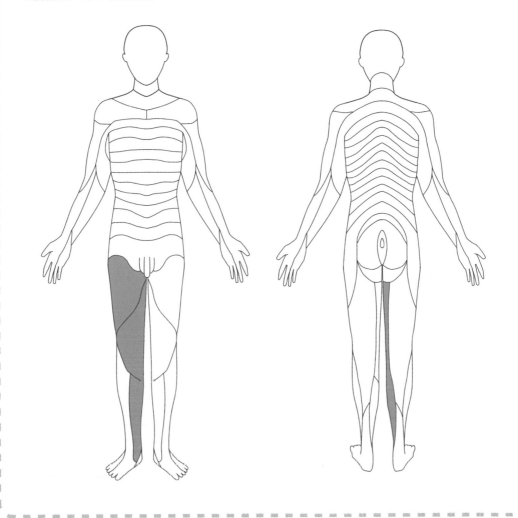

大腿神経ブロック後の筋力低下に注意

　大腿神経ブロックは下肢前面の有効な鎮痛です。一方、大腿四頭筋の筋力低下が問題点としてあげられます。そのため大腿神経ブロック施行後、病棟での転倒には気をつけなければなりません。大腿神経ブロックを行った患者さんについては、病棟看護師さんに必ず申し送りを行ってください。

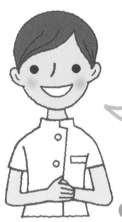

　大腿神経ブロックのような下肢の末梢神経ブロックを行うときには、左右のどちらをブロックするのか間違うことのないよう、神経ブロック時には必ず確認することが重要です。

先輩ナース

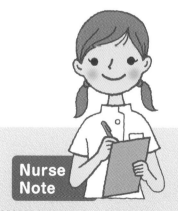

大腿神経ブロック単独で
手術は行えない

Nurse
Note

　下肢の神経は大腿神経の本幹である腰神経叢と坐骨神経の本幹である仙骨神経叢が複雑に入り組んでいます。そのため大腿神経のみのブロックで手術を行うことは難しく、多くの症例で全身麻酔併用下での手術が行われています。

MEMO

chapter 3

術前の管理

麻酔管理で最も重要な部分は術前管理です。

手術前に患者の問題点を見逃すと、術中や術後に大きな合併症を引き起こし、

結果として患者さんの予後に影響を与えることもあります。

麻酔科医・看護師にとって重要なことは術前評価・管理をしっかり行い、

より安全な状況で麻酔や手術に臨んでもらうことです。

術前診察の重要性

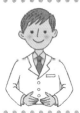 麻酔偶発症例の発生と術前診察による全身状態分類との間には相関性があります。そのため、術前診察を正確に行うことにより、「手術患者の合併症軽減」「周術期管理の質向上」「日常生活への早期復帰」につなげなくてはなりません。

術前診察の目的

術前診察の目的を次に示します。

・患者の情報収集
・手術・麻酔・看護計画策定
・同意書の取得
・患者の教育と不安軽減
・主治医、病棟看護師との情報連携
・その他：絶飲食時間の指示、術前内服薬の指示、手術後の管理方法の策定

　以上のことを限られた時間で効率的に行う必要があります。

術前外来設置の意義

　手術件数が増加し、入院期間の短縮が望まれている中、効率的に術前診察を行うことが必要となっています。術前外来の設置はその目的を果たすことができます。術前外来を設置することにより、以下のことを行うことができます。

・術前診察の効率向上
・入院日数の短縮
・患者のプライバシー確保
・患者リスクの早期発見、麻酔・看護計画立案
・手術や麻酔を受けることへの自己決定の支援

つまり、術前外来で早めに患者を診察することにより、外科医とともに安全な麻酔を計画することができます。

近年、この術前外来に関しても、麻酔科医だけではなく手術看護師や薬剤師、歯科医師も同時に介入する方針を推し進めることによって、患者さんに安全に手術を受けてもらえる環境が整ってきました。

各部署の役割を活かして、効率よく、術前外来で術前診察が行われるようになっています。

・麻酔科医
　患者の術前評価と麻酔の説明、同意書の取得
・手術看護師
　手術室入室から退室までの説明、不安の軽減
・薬剤師
　内服状況の確認、術前内服薬の確認と指示
・歯科医師
　口腔内の歯牙の診察

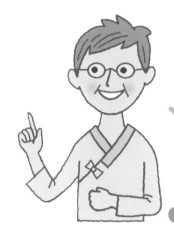

術前外来で早めに私たち患者を診察することにより、安全な麻酔を計画することができることは安心です。

患者さん

術前外来を効率よく行うためには

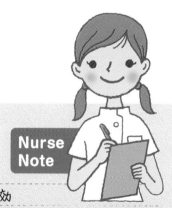

Nurse Note

術前外来は患者さんの状態を把握するために有効な方法です。一方、時間がかかってしまうという問題もあります。術前外来を効率よく行うためには、患者さんのリスクの高低によってメリハリをつけることが重要になります。つまり、麻酔によるリスクの低い患者には最低限の説明、リスクの高い患者には丁寧な説明をするようにします。

基本的な診察手順

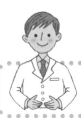

一般的な手術前の診察手順を示します。

カルテチェック➡診察➡麻酔計画➡説明・同意 ➡病棟指示

麻酔科医は、以下の手順をスムーズに行います。

❶カルテチェック

カルテ、検査データ、内服剤、胸部X線検査、心電図、呼吸機能検査のチェック。麻酔を行ううえで情報が足りないときは、手術担当医に確認します。場合によっては再検査を行い、麻酔の可否を評価します。

❷診察

医療面談、情報の確認、診察。医学的な診察はもちろん患者さの不安を取り除きます。

❸麻酔計画

❶、❷の情報をもとにして麻酔計画の立案。患者さんの全身状態をリスク分類します。リスクが予定以上に高いときは（場合によっては）予定していた麻酔法の変更も考慮します。

❹説明・同意

麻酔方法の説明と合併症の説明、質問への対応、同意書の取得。患者に正確に情報を伝えます。

❺病棟指示

麻酔計画をもとにして病棟に術前指示。絶飲食時間や術前投与薬の指示を正確に行います。

前節で説明した術前外来では、以上のすべての項目を一気に行うことができます。

全身状態は ASA-PS 分類によって分類する

　術前診察を行ったあとは、ASA-PA分類によって各患者さんの全身状態を評価します。ASA-PS分類と手術中の合併症発症率は相関しているといわれています。

▼ASA-PS分類（米国麻酔科学会の全身状態リスク分類）

分類	定義	例
Ⅰ	健常人	健康
Ⅱ	軽度の全身性疾患をもつ患者	現在の喫煙者、妊娠、肥満（BMI<40）、コントロールされた高血圧・糖尿病、軽度の肺疾患
Ⅲ	重度の全身性疾患をもつ患者	コントロール不良の高血圧・糖尿病、高度肥満（BMI≧40）、閉塞性肺疾患、活動性の肝炎、ペースメーカー患者、透析、60週未満の早産児、3か月以上経過した心筋梗塞、脳血管障害、冠動脈疾患
Ⅳ	常に生命を脅かすほどの全身性疾患をもつ患者	最近（3か月未満）発症した心筋梗塞、進行中の心虚血や重度の弁膜症、重度の心機能低下、敗血症、DIC、急性腎不全
Ⅴ	手術なしでは生存不可能な瀕死状態の患者	破裂した腹部・胸部動脈瘤、進行中の心虚血や重度の弁膜症、重症外傷、頭蓋内出血、多臓器不全
Ⅵ	臓器摘出時の脳死患者	

ASA-PS分類でⅢ以上になると術中管理が難しくなると考えてください。

ベテランナース

術前投与薬の中止・継続

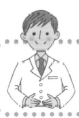

術前投与薬の中止・継続の判断を誤ると周手術期管理に影響します。場合によっては手術を延期する可能性があります。

気をつけるべき中止薬は、凝固系に影響を与える薬物と経口血糖降下薬

● 凝固系に影響を与える薬物

凝固系に影響を与える薬物を内服していると手術中から手術後にかけて出血量が増加すると考えられています。脳外科手術や心臓手術などでは、継続したまま手術に臨む場合があるため、中止の可否を主治医と相談して、中止時期・期間・再開時期について慎重に決定します。

● 経口血糖降下薬

基本的には絶食する手術の当日は中止します。ただし、クロルプロパミドやグリベンクラミドは手術前日に中止します。

● 経口避妊薬

静脈血栓塞栓症のリスクが上昇するため、4週間前に中止します。

● 三環系抗うつ薬

麻酔薬の作用が増強する可能性があるため、可能なら2週間前に中止します。

● MAO阻害薬

交感神経刺激薬の使用で高血圧・高体温・痙攣が発症する可能性があるため、可能なら2週間前に中止します。

● 炭酸リチウム

心筋抑制作用があるため、可能なら2週間前に中止します。

中止薬を除けば原則は継続する

● β遮断薬

　急激に中止すると術中や術後に頻脈のような反対の作用（β刺激作用）を引き起こす可能性があるため、継続します。

●ACE阻害薬、ARB

　導入時に高度低血圧を発生する可能性があるため、継続します。

●抗パーキンソン病薬

　中止はパーキンソン病様症状の増悪をきたすため、継続します。

● ステロイド

　術当日まで継続。術中・術後は手術侵襲に合わせてステロイドカバーを考慮します。

●抗不整脈薬、冠血管拡張薬、気管支拡張薬、抗てんかん薬

　症状が安定しているなら継続します。

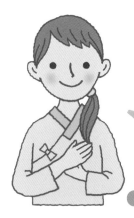

気をつけるべき中止薬は、中止時期、期間、再開時期について慎重に決定してほしいです。

患者さん

合剤はどうするのか？

Nurse Note

　複数の医薬品を1つにまとめた合剤を内服している患者さんが増えつつあります。基本的にはこのchapterの説明に従って対応すれば問題ありませんが、当日中止薬の成分を含んでいるときは合剤を中止して、当日の内服が必要なものだけを内服してもらいます。

気道評価1
（術前評価①）

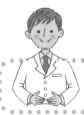

気道評価は麻酔法を決定するうえで、重要な術前評価です。

✚ 問診で過去の麻酔歴や困難気道歴を確認する

　診察前に問診である程度のリスク評価を行います。

・過去の麻酔歴（特に困難気道歴）、手術歴
・入れ歯や動揺歯の確認、歯科治療歴の有無
・いびきの既往歴の有無

✚ 気道評価の診察（理学的初見）には時間をかける

● **顔貌の状態**
・開口制限の有無（2横指以上開口できるのか）
・舌の大きさ
・扁桃肥大の有無

● **歯牙の状態**
・入れ歯や歯牙の動揺性
・前歯の差し歯

● **Mallampati分類**（次図）
　開口して舌を前に突き出して口腔内の評価を行います。クラスⅢ以上は困難気道のリスクが上昇します。

▼Mallampati分類

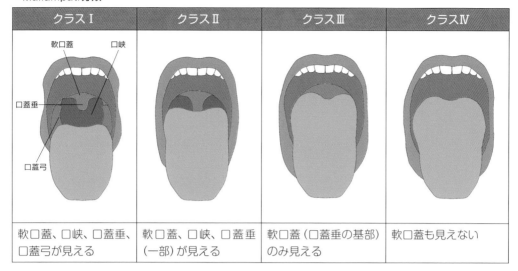

クラスⅠ	クラスⅡ	クラスⅢ	クラスⅣ
軟口蓋、口峡、口蓋垂、口蓋弓が見える	軟口蓋、口峡、口蓋垂（一部）が見える	軟口蓋（口蓋垂の基部）のみ見える	軟口蓋も見えない

●**Upper lip biteテスト**

　下顎で上唇をどの程度噛めるかで分類します。

クラスⅢとⅣでは挿管困難が予測されます

▼Upper lip biteテスト

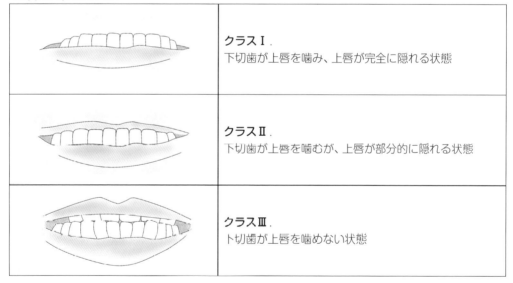

	クラスⅠ. 下切歯が上唇を噛み、上唇が完全に隠れる状態
	クラスⅡ. 下切歯が上唇を噛むが、上唇が部分的に隠れる状態
	クラスⅢ. 下切歯が上唇を噛めない状態

●**頸部**

　後屈の程度や後屈時の神経症状の有無を確認します。

気道評価2
（術前評価②）

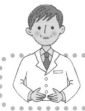

前節に引き続き、マスク換気困難と気管挿管困難の術前評価を紹介します。

MOANSでマスク換気困難を評価する

M：マスクフィット (Mask-fit) 不良…顔面外傷、顎ひげなど
O：肥満 (Obesity) や閉塞 (Obstruction) …肥満や妊婦、気道閉塞
A：高齢 (Age) …55歳以上
N：歯がない (No teeth)
S：肺や胸郭が固い (Stiff lung of chest)

気管挿管困難はLEMONで評価する

L：見た目 (Look externally) …ひげ、義歯、顔面の外傷、肥満など
E：3-3-2ルール (Evaluate 3-3-2 rule)

▼3-3-2ルール

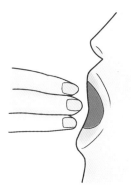
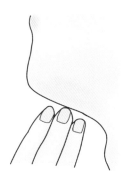
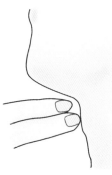

| 開口で3横指 | 下顎先端‒舌骨で3横指 | 顎下‒甲状切痕で2横指 |

M：Mallampati分類…クラスⅢ以上で喉頭展開が難しくなるといわれている

O：Obstruction（気道閉塞）…腫瘍や舌肥大による上気道閉塞

N：Neck mobility（頸椎の可動性）…後屈制限の評価にDelilkanサインを使用する

▼Delilkan サイン

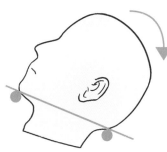
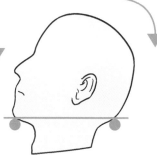
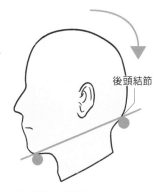

後頭結節

| 顎が後頭結節より高い
➡後屈制限なし | 顎と後頭結節が水平 | 顎が後頭結節より低い
➡後屈制限あり |

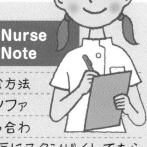

困難気道のリスクがあれば

Nurse Note

　困難気道のリスクがあれば、気道確保をどのような方法で行うのか、チームとして検討します。麻酔科内のカンファレンスだけではなく、手術室ナースや主治医との打ち合わせはもちろん、場合によっては、心臓外科医や耳鼻科医にスタンバイしてもらうように依頼する必要があるかもしれません。

呼吸機能
（術前評価③）

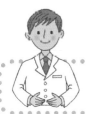

全身麻酔を受けるうえで最も大切な項目です。

問診は最も重要な呼吸機能評価である

　呼吸機能を評価するうえで、問診は最も重要な診察です。下記の項目は問診で必ず確認すべき項目です。

・呼吸器疾患の既往
・日常生活動作（ADL）と運動可能範囲
・喫煙歴

Hugh-Jones分類のⅢ度以上は術後肺合併症のリスクが上昇する

　問診の中でも客観的指標として麻酔科医が使用している分類がHugh-Jones分類です。第3度以上は術後肺合併症のリスクが上昇します。

▼Hugh-Jonesの分類

Hugh-Jonesの分類（第1度〈軽〉➡〈重〉第5度）	
第1度	同年齢の健常者と同様の労作ができ、歩行、階段上り下りも健常者並み。
第2度	同年齢の健常者と同様に歩行できるが、坂・階段の昇降は同様にできない。
第3度	平地でさえ健常者並みに歩けないが、自分のペースなら1km以上歩ける。
第4度	休みながらでなければ、50m以上歩けない。
第5度	会話、着物の着脱にも息切れがする。息切れがひどく、外出できない。

禁煙は可能なら8週間

　禁煙を行うことにより、酸素運搬機能の改善から最終的に肺合併症の低下につながります。禁煙は最低2週間、可能なら8週間行うように指導します。

基本は胸部X線検査、異常がある場合は呼吸機能検査を行う

　胸部X線検査を基本にして、経皮酸素飽和度測定を行います。異常がある場合は呼吸機能検査や動脈血液ガス検査を行います。

▼呼吸生理機能検査 (換気障害の分類)

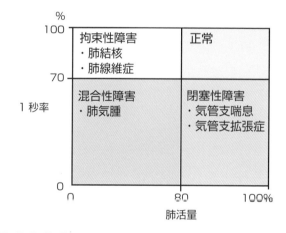

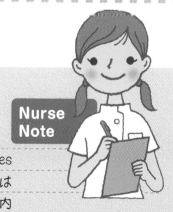

Hugh-Jones分類ではなくMRC息切れスケールで

Nurse Note

　私たち麻酔科医は呼吸機能評価としてHugh-Jones分類を愛用しています。しかしながら、呼吸器内科はすでにHugh-Jones分類を使用していないようで、内科医は呼吸機能評価としてMRC息切れスケールを使用しているようです。

心機能
（術前評価④）

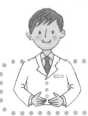

全身麻酔を管理するうえで最も重要な項目です。

心機能評価でも問診が最も重要な評価項目

　心機能評価も呼吸機能評価と同様にまず問診で
患者さんの大まかな評価を行ってください。

・狭心症、心筋梗塞の既往
・息切れ、胸痛、動悸などの症状
・日常生活の活動度
・現在の治療

NYHA分類で大まかな評価を行う

　日常生活の自覚症状の有無から心機能を評価す
るにはNYHA分類が利用できます。問診により
心機能を評価する代表的な方法です。

▼NYHA分類

Ⅰ度		心疾患を有するが、そのために身体活動が制限されることはない。日常生活における身体活動では疲労・動悸・呼吸困難・狭心痛は生じない。	無症状
Ⅱ度		身体活動に軽度から中等度の制限がある。安静時は無症状だが、通常の活動で症状をきたす。	坂道で×
Ⅲ度		身体活動に高度の制限がある。安静時は無症状だが、通常以下の活動で症状をきたす。	平地で×
Ⅳ度		いかなる身体活動を行うにも制限がある。安静時であっても症状をきたす。	安静時も×

4METs以上の活動ができるかどうかの指標は重要

活動性を客観的に評価できる項目として一般的にMETsによる評価があげられます。

▼METs分類

メッツ	活動内容
3	自転車エルゴメーター：50ワット、とても軽い活動、ウェイトトレーニング（軽・中等度）、ボーリング、フリスビー、バレーボール
3.5	体操（家で。軽・中等度）、ゴルフ（カートを使って。待ち時間を除く）
3.8	やや速歩（平地、やや速めに＝94m/分）
4	速歩（平地、95〜100m/分程度）、水中運動、水中で柔軟体操、卓球、太極拳、アクアビクス、水中体操
4.5	バドミントン、ゴルフ（クラブを自分で運ぶ。待ち時間を除く）
4.8	ダンス（バレエ、モダン、ツイスト、ジャズ、タップ）
5	ソフトボールまたは野球、子どもの遊び（石蹴り、ドッジボール、遊戯具、ビー玉遊びなど）、かなり速歩（平地、速く＝107m/分）
5.5	自転車エルゴメーター：100ワット、軽い活動
6	ウェイトトレーニング（高強度、パワーリフティング、ボディビル）、美容体操、ジャズダンス、ジョギングと歩行の組み合わせ（ジョギングは10分以下）、バスケットボール、スイミング：ゆっくりのストローク
6.5	エアロビクス
7	ジョギング、サッカー、テニス、水泳：背泳、スケート、スキー
7.5	山を登る：約1〜2kgの荷物を背負って
8	サイクリング（約20km/時）、ランニング：134m/分 水泳：クロール（ゆっくり＝約45m/分）、軽度〜中強度
10	ランニング：161m/分、柔道、柔術、空手、キックボクシング、テコンドー、ラグビー、水泳：平泳ぎ
11	水泳：バタフライ、水泳：クロール（速い＝約70m/分）、活発な活動
15	ランニング：階段を上がる

その他の心機能評価

　その他、下記の評価を必要に応じて追加で行います。

・ホルター心電図
・負荷心電図
・経胸壁心エコー検査
・経食道心エコー検査
・心臓冠動脈造影検査
・ドブタミン負荷心臓超音波検査

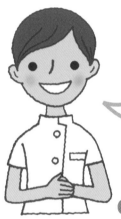

「NYHA分類Ⅲ度以上」「4METs未満」は心機能不全状態として注意が必要です。

先輩ナース

客観的評価が重要

Nurse Note

　心機能に異常があるときは、外科医なら循環器内科にコンサルトをかけてもらいます。その返信として「麻酔に耐えうる心機能です」という返信をもらうことが多いです。しかし、これをうのみにするのは大変危険です。麻酔を行うのは、循環器内科医ではないのです。麻酔科医が必要とする評価は、心臓の客観的評価なのです。

肝・腎疾患
（術前評価⑤）

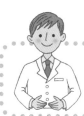

全身麻酔に使用する薬物の代謝に影響してくるのが、手術前の肝・腎疾患です。

Child-Pugh分類で肝機能を評価する

肝機能を評価する代表的な指標はChild-Pugh
分類です。

・問診
　意識の状態、飲酒歴、黄疸、倦怠感など
・身体所見
　肝腫大、腹水など
・検査
　Child-Pugh分類

▼Child-Pugh(チャイルド・ピュー)分類

所見	1点	2点	3点
脳症	ない	軽度（Ⅰ、Ⅱ）	時々昏睡（Ⅲ～）
腹水	ない	少量（1～3L）	中等量（3L～）
血清ビリルビン値 (mg/dl)	2.0未満	2.0～3.0	3.0超
血清アルブミン値 (g/dl)	3.5超	2.8～3.5	2.8未満
プロトロンビン活性値 (%)	70超	40～70	40未満

各ポイントを合計して、その合計点で判定する。

・GradeA（軽度）　：5～6点　　　　代償性
・GradeB（中等度）：7～9点　　　　代償性から非代償性への過渡期
・GradeC（高度）　：10～15点　　　非代償性

GradeCの周術期死亡率は約80%と極めて高いです。

腎機能は透析の状態を確認する

　腎機能障害の患者さんは大きく「透析を行っている」患者さんと「透析は導入されていないが慢性腎不全を併発している」患者さんに分類されています。透析を行っている患者は重症ですが、手術後に透析を使用することを考えると、最終的には薬物は代謝できます。

●問診
・排尿困難、浮腫、呼吸困難、高血圧など
・内服薬
・透析導入中なら透析スケジュールと透析中のイベント
・糖尿病

●診察
・全身浮腫の程度
・透析中ならシャントの部位

●検査
・血中尿素窒素（BUN）、血清クレアチニン（Cr）、クレアチニンクリアランス（Ccr）、電解質
・代謝性アシドーシス
・貧血の有無
・糸球体濾過量（GFR）
・心血管系の合併症

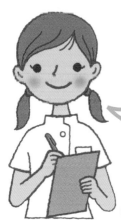

NYHA分類は問診により心機能を評価する代表的な方法です。

新人ナース

内分泌、代謝疾患
（術前評価⑥）

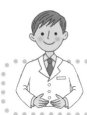

手術中のバイタルサインに影響してくるのが内分泌・代謝です。

最も頻度の高い内分泌疾患が糖尿病である

インスリンの相対的または絶対的不足による疾患であります。評価項目は下記になりますが、重要なのは「血糖値がコントロールされているかどうか」「高血糖や低血糖に対する症状があるのか」「合併症があるかどうか」になります。

● **分類**
・1型糖尿病、2型糖尿病、二次性糖尿病（妊娠糖尿病など）

● **病歴・診察**
・糖尿病の既往、治療歴、現在の治療内容

● **血液検査**
・空腹時血糖
・HbA1c：6.5％以上の患者では術後合併症の発生率が高くなる

● **合併症の有無**
・三大合併症：網膜症、腎症、神経障害
・心血管系合併症

甲状腺疾患は検査値（FT4）が正常値かどうかを確認する

甲状腺疾患を合併症にもつ患者さんの頻度も低くないです。現在のFT4がコントロールされていることを確認することが重要です。

● **臨床症状**
・甲状腺機能亢進症：甲状腺腫、眼球突出、発汗、るいそう、頻脈、疲労感
・甲状腺機能低下症：発汗減少、乾燥、腹部膨満、徐脈、低血圧、便秘

● **検査**
・FT3、FT4、TSH

代謝疾患は術中の循環動態に影響する

　糖尿病や甲状腺疾患以外にも、下記の疾患を合併しているときには術前評価を行い、コントロールされていることを確認してください。

●**褐色細胞腫**
・アドレナリンやノルアドレナリンの異常分泌
・異常高血圧、頻脈、不整脈、循環血液量減少
・カテコールアミン心筋症：異常カテコラミン分泌による心不全

●**クッシング症候群**
・コルチゾールの過剰分泌
・糖尿病や高血圧の合併
・肥満
・骨粗鬆症と筋力低下

●**アジソン病**
・副腎皮質機能低下
・低血圧の合併
・高カリウム、低ナトリウム血症

●**アルドステロン症**
・アルドステロン過剰
・高血圧の合併
・低カリウム、高ナトリウム血症

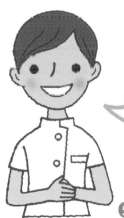

糖尿病の血糖コントロールが不良の患者さんは、術後感染の危険性が上昇します。

先輩ナース

静脈血栓塞栓症の評価
（術前評価⑦）

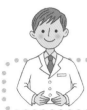

近年、周術期に発症する静脈血栓塞栓症の管理について注目されています。

なぜ静脈血栓は危険なのか？

静脈に発症した血栓が血管に詰まった状況を**静脈血栓塞栓症**と呼びます。その血栓が遊離して肺動脈を閉塞すると肺血栓塞栓症に陥り、場合によっては致命的な病態になりえます。

周術期の静脈血栓は主に下肢や骨盤内の深部静脈に発生しやすいと報告されています。また、血流が低下していたり、血管に炎症が起こっていたり、凝固能に異常があるときに発生しやすいと報告されています。

静脈血栓を予防するために、手術の程度に合わせて血栓のリスクを分類して予防法の計画を立てます。

▼リスクの階層化と静脈血栓塞栓症の発生率、および推奨される予防法

リスクレベル	下肢 DVT*(%)	中枢型 DVT*(%)	症候性 PE*(%)	致死性 PE*(%)	推奨される予防法
低リスク	2	0.4	0.2	0.002	早期離床および積極的な運動
中リスク	10～20	2～4	1～2	0.1～0.4	弾性ストッキングあるいは間欠的空気圧迫法
高リスク	20～40	4～8	2～4	0.4～1.0	間欠的空気圧迫法あるいは抗凝固療法*
最高リスク	40～80	10～20	4～10	0.2～5	「抗凝固療法*と間欠的空気圧迫法の併用」あるいは「抗凝固療法*と弾性ストッキングの併用」

＊抗凝固療法：整形外科手術および腹部手術の施行患者では、エノキサパリン、フォンダパリヌクス、あるいは低用量未分画ヘパリンを使用。その他の患者では、低用量未分画ヘパリンを使用。最高リスクにおいては、必要ならば、用量調節未分画ヘパリン（単独）、容量調節ワルファリン（単独）を選択する。
エノキサパリン使用法：2,000単位を1日2回皮下注、術後24時間経過後投与開始（参考：わが国では15日間以上投与した場合の有効性・安全性は検討されていない）。
フォンダパリヌクス使用法：2.5mg（腎機能低下例は1.5mg）を1日1回皮下注。術後24時間経過後投与開始（参考：わが国では、整形外科手術では15日間以上、腹部手術では9日間以上投与した場合の有効性・安全性は検討されていない）。
＊DVT：Deep Vein Thrombosis、
＊PE：Pulmonary Embolism（肺血栓塞栓症）の略。

静脈血栓のリスクが高い症例が存在する

　手術の種類によって静脈血栓のリスクは変わります。悪性腫瘍手術や帝王切開手術などは、静脈血栓症の最高リスクの症例です。

▼ 手術と静脈血栓のリスク

リスクレベル	一般外科	泌尿器科	婦人科	産科	整形外科	脳神経外科	重度外傷脊髄損傷
低リスク	60歳未満の非大手術。40歳未満の大手術。	60歳未満の非大手術。40歳未満の大手術。	30分未満の小手術。	正常分娩。	上肢の手術。	開頭術以外の脳神経外科手術。	
中リスク	60歳以上、あるいは危険因子のある非大手術。40歳以上、あるいは危険因子がある大手術。	60歳以上、あるいは危険因子のある非大手術。40歳以上、あるいは危険因子がある大手術。	良性疾患手術（開腹、経腟、腹腔鏡）。悪性疾患で良性疾患に準じる手術。ホルモン療法中の患者に対する手術。	帝王切開術（高リスク以外）。	脊椎手術。骨盤・下肢手術（膝関節全置換術、股関節全置換術、膝関節骨折手術を除く）。	脳腫瘍以外の開頭術。	
高リスク	40歳以上のがんの大手術。	40歳以上のがんの大事手術。	骨盤内悪性腫瘍根治術（静脈血栓塞栓症の既往、あるいは血栓性素因のある）良性疾患手術。	高齢肥満妊婦の帝王切開術（静脈血栓塞栓症の既往、あるいは血栓性素因のある）経腟分娩。	股関節全置換術。膝関節全置換術。股関節骨折手術。	脳腫瘍の開頭術。	重症外傷、運動麻痺を伴う完全または不完全脊髄損傷。
最高リスク	静脈血栓塞栓症の既往、あるいは血栓性素因のある大手術。	静脈血栓塞栓症の既往、あるいは血栓性素因のある大手術。	（静脈血栓塞栓症の既往、あるいは血栓性素因のある）悪性腫瘍根治術。	（静脈血栓塞栓症の既往、あるいは血栓性素因のある）帝王切開術。	「高」リスクの手術を受ける患者に、静脈血栓塞栓症の既往、血栓性素因が存在する場合。	（静脈血栓塞栓症の既往、あるいは血栓性素因のある）脳腫瘍の開頭術。	（静脈血栓塞栓症の既往、あるいは血栓性素因のある）「高」リスクの重度外傷や脊髄損傷。

・総合的なリスクレベルは、予防の対象となる疾患や手術・処置のリスクに、付加的な危険因子を加味して決定される。例えば、強い付加的な危険因子をもつ場合にはリスクレベルを上げる必要があり、弱い付加的な危険因子の場合でも、複数個重なればリスクレベルを上げることを考慮する。

・リスクを高める付加的な危険因子：血栓性要因、静脈血栓塞栓症の既往、悪性疾患、がん化学療法、重症感染症、中心静脈カテーテル留置、長期臥床、下肢麻痺、下肢ギプス包帯固定、ホルモン療法、肥満、静脈瘤など（血栓性素因は、先天性素因としてアンチトロンビン欠損症、プロテインＣ欠損症、プロテインＳ欠損症など、後天性素因として抗リン脂質抗体症候群など）。

・大手術の厳密な定義はないが、すべての腹部手術、あるいはその他の45分以上を要する手術を大手術の基本とし、麻酔法、出血量、輸血量、手術時間などを参考にしながら総合的に評価する。

・重度外傷とは、多発外傷、頭部外傷（出血性意識障害を有する）、重症骨盤骨折、多発性（複雑）下肢骨折などを指す。

静脈血栓のリスクに合わせて
術中の予防方法が変わります。

ベテランナース

Ｄダイマーの正常値は？

Nurse Note

Ｄダイマーは静脈血栓の重要な指標です。ただし、Ｄダイマーが示す数値は確実ではなく、あくまでも相対的な変化を重要視します。

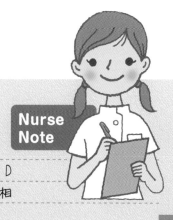

患者のリスク評価

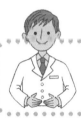

これまでに紹介した項目を使って、患者の全身状態のリスク評価を行います。

患者のリスク評価はASA-PS分類を使って行う

患者のリスク評価は一般的に米国麻酔科学会のASA-PS分類（全身状態リスク分類）を用いて行います。リスク分類（Ⅰ～Ⅵ）が上になればなるほど、周術期の合併症発生率が上昇するといわれています。

▼米国麻酔科学会のASA-PS分類（全身状態リスク分類）

分類*	内容	患者の例
Ⅰ～	（手術原因以外は）健康な患者	
Ⅱ～	軽度の全身疾患をもつ患者	降圧剤の内服によりコントロールされている高血圧、食事療法中の軽度糖尿病など
Ⅲ～	重度の全身疾患をもつ患者	コントロール不良の糖尿病など
Ⅳ～	生命を脅かす重度の全身疾患をもつ患者	ショック状態の汎発性腹膜炎など
Ⅴ～	手術なしでは生存不可能な瀕死状態の患者	ショック状態の脳動脈瘤破裂、大動脈解離など
Ⅵ～	脳死患者	臓器ドナー

＊緊急手術の場合には、Ⅰ～Ⅵのあとに、Emergencyを示す「E」の記号がつけられる。
※「麻酔科研修 実況中継！ 第1巻 麻酔・周術期管理の基本編」南敏明監修・駒澤伸泰著（中外医学社、2016年）の表2-6等を参考に作成

麻酔が困難な症例とは

患者のリスク評価を行うにあたり、ASA–PS分類とは別に、下記の項目はわが国が保険上において重症だと認めている症例であります。診療報酬の計算上、下記の症例は大きく加算されることになります。

・心不全 (NYHA 分類Ⅲ度以上のものに限る) の患者
・狭心症 (CCS 分類Ⅲ度以上のものに限る) の患者
・心筋梗塞 (発症後3か月以内のものに限る) の患者
・大動脈閉鎖不全、僧帽弁閉鎖不全または三尖弁閉鎖不全 (いずれも中等度以上のものに限る) の患者
・大動脈弁狭窄 (経大動脈弁血流速度4m/秒以上、大動脈弁平均圧較差40mmHg以上または大動脈弁口面積1cm²以下のものに限る) または僧帽弁狭窄 (僧帽弁口面積1.5cm²以下のものに限る) の患者
・植込型ペースメーカーまたは植込型除細動器を使用している患者
・先天性心疾患 (心臓カテーテル検査により平均肺動脈圧25mmHg以上であるもの、または心臓超音波検査によりそれに相当する肺高血圧が診断されているものに限る) の患者
・肺動脈性肺高血圧症 (心臓カテーテル検査により平均肺動脈圧25mmHg以上であるもの、または心臓超音波検査によりそれに相当する肺高血圧が診断されているものに限る) の患者
・呼吸不全 (動脈血酸素分圧60mmHg未満、または動脈血酸素分圧・吸入気酸素分画比300未満のものに限る) の患者
・換気障害 (1秒率70%未満かつ肺活量比70%未満のものに限る) の患者

・気管支喘息 (治療が行われているにもかかわらず、中発作以上の発作を繰り返すものに限る) の患者
・糖尿病 (HbA1cがJDS値で8.0%以上 (NGSP値で8.4%以上)、空腹時血糖160mg/dL以上または食後2時間血糖220mg/dL以上のものに限る) の患者
・腎不全 (血清クレアチニン値4.0mg/dL以上のものに限る) の患者
・肝不全 (Child-Pugh分類GradeB以上のものに限る) の患者
・貧血 (Hb 6.0g/dL 未満のものに限る) の患者
・血液凝固能低下 (PT-INR 2.0以上のものに限る) の患者
・DIC の患者
・血小板減少 (血小板5万/uL未満のものに限る) の患者
・敗血症 (SIRSを伴うものに限る) の患者
・ショック状態 (収縮期血圧90mmHg未満のものに限る) の患者
・完全脊髄損傷 (第5胸椎より高位のものに限る) の患者
・心肺補助を行っている患者
・人工呼吸を行っている患者
・透析を行っている患者
・大動脈内バルーンパンピングを行っている患者
・BMI 35以上の患者

麻酔説明と麻酔同意書

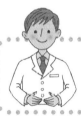 手術を受けることが決まっている患者さんに対して麻酔の説明を行い、同意書を取得します。

 ## 各麻酔法の説明

　術前診察を行って麻酔法を決定したうえで、患者さんに麻酔法の説明を行います。各麻酔法の説明内容は以下のとおりです。

●**全身麻酔**
・一連の流れ
・末梢静脈ライン確保
・気道確保の必要性
・手術中のモニタリング

●**(持続) 硬膜外麻酔**
・穿刺時の体位
・必要性
・持続カテーテル挿入なら挿入期間

●**脊髄くも膜下麻酔**
・穿刺時の体位
・必要性
・術中の鎮静
・術後の下肢のしびれについて

●**その他の区域麻酔**
・必要性
・意識下か鎮静下か？
・予測される鎮痛時間

各麻酔法の合併症の説明

　各麻酔法の長所だけではなく、短所の説明も行います。

● **全身麻酔**
・術後咽頭痛・嗄声、悪心・嘔吐、歯牙損傷
・悪性高熱症、肺血栓塞栓症、術中覚醒
・その他、合併症が発生したときの対応

● **硬膜外麻酔**
・硬膜外血腫や膿瘍について
・予測外の合併症が発生したときの対応

● **脊髄くも膜下麻酔**
・血圧低下など、交感神経遮断による症状
・術後の下肢麻痺
・硬膜穿刺後頭痛 (PDPH)

● **その他の区域麻酔**
・局所麻酔薬中毒 (LAST)
・区域麻酔効果消失後の疼痛

● **共通事項など**
・誤嚥の危険性
・輸血とその合併症

麻酔同意書は必ず取得する

　上記のとおり麻酔法および合併症についてお話しして、納得してもらった患者さんから同意書を取得します。説明医師、患者、立ち合い看護師が集まって同意書を取得します。同意書には説明の日時と場所も欠かさずに記載します。

　このときに絶飲食時間と術前内服薬の確認も行ってください。

麻酔導入時の誤嚥を予防するためには
絶飲食時間の設定が重要

　麻酔導入時の誤嚥を予防するためには、絶飲食時間の設定が重要です。ただし、早期離床を図るためには絶飲食時間の短縮が望まれています。以上の状況を踏まえて、2012年に日本麻酔科学会は手術前の絶飲食に関するガイドラインを策定しました。

　飲料水のような清澄水は麻酔導入2時間前まで、固形物に関しては6時間前まで摂取可能としています。ただし、予定手術患者のみを適応としており、緊急手術患者や気道確保困難患者、妊婦さんなどは適応としていません。

▼摂取可能時間

	摂取可能時間	参考
清澄水	2時間前まで	茶、アップルジュース、オレンジジュースは、清澄水として考慮可
母乳	4時間前まで	人工乳・牛乳は6時間前まで
固形物	6時間前まで	

麻酔前投薬の必要性は見直されつつある

　患者の不安軽減を目的として、昔から手術前に麻酔前投薬が行われていました。しかし近年は、患者確認の必要性から麻酔前投薬は見直されつつあり、今日では虚血性心疾患を併発する患者や小児の麻酔導入など、円滑な麻酔導入を必要とする患者さん以外には投与されていません。

　麻酔前投薬に使用される薬剤としては以下のものがあります。

鎮静薬：主にミダゾラムが使用されています。ミダゾラムには健忘作用と鎮静作用があります。

鎮痛薬：骨折の手術など麻酔前から疼痛管理ができていない症例に使用されています。ペンタゾシンの筋注がよく行われているようです。

抗コリン薬：気道分泌抑制作用がありますので、意識下挿管を選択するような症例に使用することが多いです。

H₂受容体拮抗薬：胃酸分泌抑制作用がありますので、食道裂孔ヘルニアのような誤嚥の危険性の高い症例に使用することがあります。

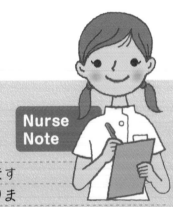

手術後は何時間後から飲食開始？

Nurse Note

　麻酔科医は手術前の絶飲食時間に注視していますが、手術後の飲食時間について考えることはありません。この質問に関して正確な答えはないのですが、最近の研究結果では、消化管手術以外の患者については本人が飲食を希望する時間に飲食を開始しても問題ないとの報告もあります。

緊急手術の診察

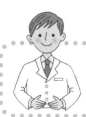

予定手術と異なり、緊急手術の場合は限られた時間で最大限の情報を入手しなければなりません。

予定手術と何が違うのか？

前節までは時間に余裕のある予定手術の術前診察について説明してきました。一方、緊急手術の場合は限られた時間の中で効率よく最低限の術前診察を行う必要があります。緊急手術であっても最低限の全身状態を評価し、そして同意書を取得します。

●緊急手術の診察の流れ
・患者氏名、妊娠週数、緊急手術の適応、緊急度を確認する。
・アレルギーや最終経口摂取時間などを確認し、同時に挿管困難が予測されるかどうか確認する。
・同意書を取得する。

AMPLEヒストリーは最低限の情報を収集できる

限られた時間の中で聞くべきことを聞き忘れることがあります。聞き忘れを予防するためにAMPLEヒストリーを用いて最低限確認したい情報を簡潔に収集します。

最終飲食時間に関しては、緊急手術までどの程度の時間間隔があるかを確認することも重要です。痛みを発症したための緊急手術の場合、腸の運動が全体的に低下していることが考えられるので、痛みを発症したあとの飲食時間はあまり参考になりません。

・Allergy ：アレルギー
・Medication ：内服薬
・Past history and Pregnancy：過去の既往歴と妊娠歴
・Last meal ：最終飲食時間
・Events/Emvironment：現病歴

フルストマックの評価が麻酔導入で最も重要

緊急手術に最も重要な評価はフルストマック（胃内容物の充満度）の評価です。つまり、誤嚥が発生しやすいかどうかを評価します。イレウス・妊婦・腹膜炎・幽門狭窄は絶飲食時間の有無にかかわらず、フルストマックとみなします。

胃内容物の確認方法として、腹部CT検査は最も確実に評価できる検査ですが、評価できないことも多く、その場合は手術室で胃エコーを行うこともあります。

以上のことを踏まえてフルストマックの評価を行いますが、緊急手術なので原則「フルストマック」として扱うことが多いです。

場合によって追加の検査は手術室で

心機能低下が疑われた症例で心臓超音波検査が必要とされながら、緊急度が高いという理由で検査よりも手術が必要となった症例においては、手術室で心臓超音波検査を含めた追加の検査を必要に応じてためらわずに行います。

緊急手術の麻酔同意書は？

Nurse Note

緊急手術であっても麻酔同意書は原則として取得します。ただし、患者さんが同意書に記入できないときは、家族から同意書を取得します。家族も見つからないときは、その患者のことを最もよく知る人と一緒に患者を確認したうえで手術を行います。カルテには、その旨を記載します。

麻酔の準備

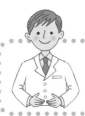

患者評価を行ったうえで麻酔の準備をします。準備漏れが起こらないようにチェックリストを用いて準備します。

麻酔器の始業点検を必ず始業前に行う

全身麻酔を行ううえで麻酔器の始業点検は重要です。新しい麻酔器にはセルフチェック機構が搭載されていますが、搭載されていない麻酔器については下記の手順で行います。

❶補助ボンベの確認
❷医療ガス配管設備によるガス供給の確認
❸気化器の動作確認
❹酸素濃度計の動作確認
❺二酸化炭素吸収装置の動作確認
❻患者呼吸回路の組み立て
❼呼吸回路内のリークテスト
❽用手換気時の動作確認
❾アラームの確認
❿完了

リークテスト時に、同時に亜酸化窒素遮断機構も確認します。

WHO手術安全チェックリストと SOAPMLを用いて、麻酔直前の確認を行う

次のチェックリストを用いると準備漏れをほぼ確実に防止できます。

●**WHO手術安全チェックリストは最低限の必要事項**

患者と手術法の確認、同意書の確認を行ったうえで、麻酔器と薬物、モニターの確認（SOAPML）、気道困難のリスク、出血のリスク、薬物アレルギーの確認を行うまでは、麻酔導入を行ってはいけません。

●**SOAPMLで麻酔器と薬物、モニターの確認を行う**

・Suction　　：吸引器具の準備
・Oxygen　　：酸素や麻酔回路の準備
・Airway　　：気道確保器具の準備
・Pharmacy　：必要な薬剤の準備
・Monitor　　：麻酔に必要なモニターの準備
・Line　　　：確実な静脈路の準備

MEMO

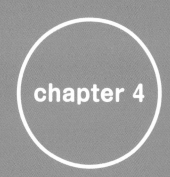

chapter 4

術中のモニター機器と
モニタリング

術前の評価・管理が終われば、次は術中管理になります。

術中を安全に管理するための第一歩は

患者さんのバイタルサインを定期的に測定することです。

本chapterでは、バイタルサインを測定するために

必要な機器と測定結果の見方について理解しましょう。

心電図

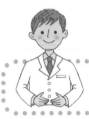

心機能を評価する最も低侵襲なモニターが心電図波形です。

心電図は心臓のリズムと心筋虚血の監視を行う基本モニターである

心電図をモニターすることにより、心臓のリズムと心筋虚血の監視を行うことができます。心臓の電気的活動を体表から計測した電位です。標準的な心電図波形は存在しますが、心電図の評価は術前の心電図波形を参考にして行うことが重要です。

▼正常な心電図波形

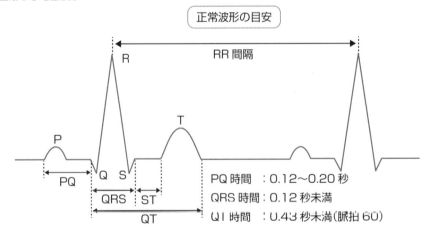

正常波形の目安

PQ 時間　：0.12～0.20 秒
QRS 時間：0.12 秒未満
QT 時間　：0.43 秒未満（脈拍60）

電極の装着は心電図測定の基本

　通常、周術期では3電極もしくは5電極下で心電図をモニタリングします。

　3電極では、右胸部（赤）・左胸部（黄）・左下胸部（緑）に電極を装着します。

▼電極の装着と誘導

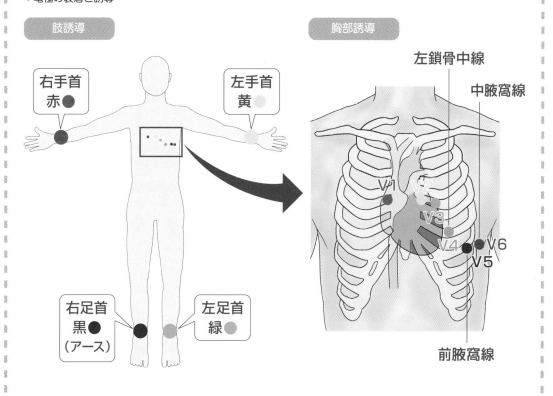

肢誘導

右手首
赤●

左手首
黄●

右足首
黒●
（アース）

左足首
緑●

胸部誘導

左鎖骨中線

中腋窩線

V1 V2 V3 V4 V5 V6

前腋窩線

・5点誘導は、右側腹部（黒）と胸部（白）を追加します。

心電図モニターから得られる情報

● 心電図波形

・P波、PQ間隔、QRSの形状、STセグメント、T波の形状、QT形状、期外収縮を確認。

・Ⅱ・V5誘導は心筋虚血の指標になる。

・術前の心電図波形との比較が重要。

・電気メス、体動、術野の操作などが心電図波形に影響する。

・異常が発生したときには、パルスオキシメータなどのほかの情報源を最大限に活用して評価することが重要。

● 心拍数

・心電図波形からRR間隔の心拍数を計測。

・電気メスは心拍数に影響する。

・T波が高いと心拍数が2倍に表示される（ダブルカウント）。

・ペースメーカーのパルスは自動検出される。

麻酔導入前に心電図波形を必ず確認する

Nurse Note

　術中・術後に心電図波形の異常らしきものを見つけても、術前の心電図波形がわからないと正確な評価ができません。必ず麻酔導入前の心電図波形の記録を残します。

非観血的血圧

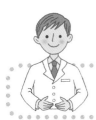

定期的に血圧を測定できる低侵襲モニターです。

昔から存在する、数分間隔で測定する（できる）血圧

　一般的に「マンシェット」計で数分置きに測定する血圧のことです。マンシェット計では、コロトコフ音という動脈が流れる音を確認して血圧を測定していましたが、現在はオシロメトリック法と動脈拍動から血圧を自動的に測定する血圧計が増えています。

自動血圧計を使用するときにも作法がある

　上腕に装着することが多いと思いますが、誤ったサイズのカフを装着すると正しい血圧を測定できません。

　カフを装着する部位は、上肢なら原則として「静脈ラインやパルスオキシメータを装着しない」側に装着します。カフ圧によってパルスオキシメータでの測定ができなくなったり、輸液が滴下しなくなることがあります。また、両上肢に装着できないときは大腿・下腿に装着します。

　ただし、以下のような例外も存在します。いくつかの例を紹介します。

● **左橈骨遠位端骨折手術**

　静脈ラインやパルスオキシメータは右上肢に挿入・装着します。この場合はカフも右上腕に装着します。ただし、静脈ラインに逆流防止弁を装着します。またパルスオキシメータも足の指先などほかの部位に装着することを考慮します。

● **両側乳房切除術**

　原則としてカフは大腿もしくは下腿に装着します。カフを装着しない側の大腿もしくは下腿に静脈ラインとパルスオキシメータを装着します。ただし、リンパ節郭清を行わない乳房切除術の部位については、静脈ラインの挿入は問題ないともいわれていますので、外科医との相談が重要になります。

- ・麻酔管理中は5分間隔で血圧を測定する。
- ・ただし、麻酔導入中や覚醒時、脊髄くも膜下麻酔の施行直後など血圧の変動が激しい状況では、1分もしくは2分間隔で測定することが推奨されている。

- ・カフ圧による非観血的血圧は一般的に侵襲の低いモニターといわれているが、長時間の測定や頻回測定でのカフによる圧迫は、皮下出血や還流障害を引き起こすことがある。したがって、不要な測定は避ける必要がある。

血圧測定に影響する因子

●カフ幅
- ・カフ幅が適正サイズよりも小さいときは実際の血圧よりも高く、逆に適正サイズよりも大きいときは実際の血圧よりも低く表示される。

●不安定な循環動態
- ・不整脈が発生しているときは測定値の信頼性が低下している。
- ・極度の低血圧や循環動態が不安定な状況では、血圧の測定時間が通常より長くなる場合がある。

- ・循環動態が不安定で血圧がうまく測定できないときは、頻回に血圧測定を行うのではなく、橈骨動脈や頸動脈の触診を行い、場合によっては観血的測定も考慮する。

　もちろん、血圧がうまく測定できないときは、ほかのバイタルサインを測定しつつ全体的な評価を行いながら、カフとホースの接続、カフ漏れ、ホースのねじれなどを確認します。

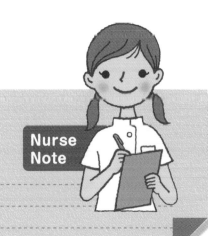

側臥位手術ではカフをどちらに装着するのか

Nurse Note

　心臓の位置よりも高くなる患側に装着するよりは、心臓の位置よりも低い健側に装着します。

パルスオキシメータ

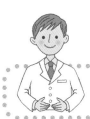

最も安全に全身の酸素濃度を測定できるモニターです。

最も安全に全身の酸素濃度を測定できるモニタ

パルスオキシメータは、指先に経皮的に装着することにより、動脈血酸素飽和度（SaO_2）を連続的に測定できるモニターです。指先に2種類の光を交互に発光して、動脈血に相当する部分を取り出して数値として表示します。パルスオキシメータはどの機種であっても、測定値の低下に合わせて心拍同期音の音程が下がる仕組みになっています。

▼パルスオキシメータ

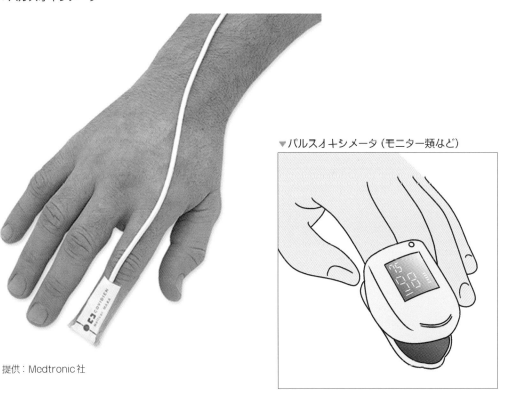

提供：Medtronic社

▼パルスオキシメータ（モニター類など）

パルスオキシメータは様々な要因に影響を受ける

　簡便で便利なパルスオキシメータですが、様々な要因に影響を受けます。

●低灌流
　低血圧により脈波が小さくなるために、SpO_2 の信頼性が低下します。

●体動・静脈圧
　体動によって静脈による拍動が混入します。その結果、SpO_2 が低く表示されます。

●色素・マニキュア
　色素によって動脈血に存在する部分が阻害されるため、SpO_2 が低く表示されます。

●周囲光
　室内灯の干渉があると、SpO_2 が低く表示されます。

●不適切な装着
　装着方法が適切でない場合は、SpO_2 が低く表示されます。

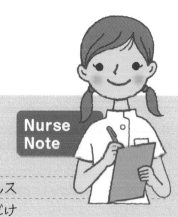

パルスオキシメータは進化している

Nurse Note

　パルスオキシメータが近年進化しており、パルスオキシメータの製品によっては、指に装着するだけで血圧、呼吸数も測定されるようになっています。モニターはどんどん進化しているのです。

カプノメトリー

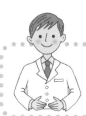

呼気に発生する二酸化炭素の濃度を測定できるモニターです。呼気を検知することにより、呼吸が正常に行われていることを確認できます。

➕ 呼気の二酸化炭素濃度を測定することができる

呼吸器回路内の二酸化炭素濃度を測定するモニターがカプノメトリーです。呼吸・換気のモニターとして重要です。

▼カプノメトリー

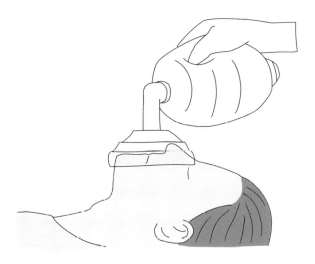

呼気中の「二酸化炭素」の濃度を測定するモニターである
➡換気の指標

カプノグラムから換気の情報を得る

カプノメトリーはカプノグラム（波形表示）から情報を得ます。下図のように4相性（ⅠからⅣ）になっているのが正常な波形です。呼気二酸化炭素濃度（$P_{ET}CO_2$）の正常値は35～40mmHgです。

▼カプノグラムの基本波形

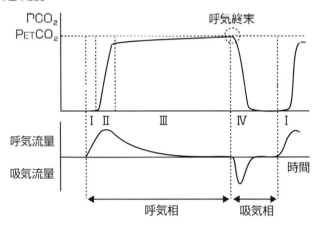

カプノグラムから得られる情報

●**呼吸・換気のモニター**
・呼吸数を測定することができる。
・換気の程度がわかる。低換気になると$P_{ET}CO_2$は上昇し、過換気になると$P_{ET}CO_2$は低下する。

●**カプノグラムから読み取れるもの**
代表的な形を下図に示します。異常の種類を波形の特徴で覚えるのがお勧めです。

▼カプノグラムの異常波形の例

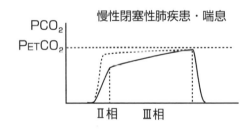

慢性閉塞性肺疾患・喘息

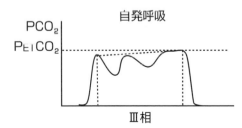

自発呼吸

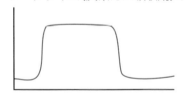

ソーダライム（炭素ガス吸収剤）の劣化

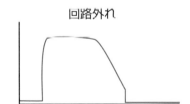

回路外れ

体温・尿量

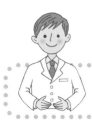

体温・尿量管理を怠ると術後管理に支障をきたします。

体温管理をおろそかにすると術後重篤な合併症を併発する

　全身麻酔をかけると中枢温の熱量が末梢温に移動し、その熱量が外気へと放出されます。そのため、体温が低下します。体温が低下すると寒気やシバリングだけではなく、「周術期出血量の増加」「止血凝固系の延長」「心筋虚血発生率の上昇」を引き起こす可能性があります。**中枢温**とは、中枢神経や重要臓器から測定できる体温であり、重要なバイタルサインです。

▼中枢温のモニター部位とその特徴

モニター部位	特徴
血流温	正確。肺動脈にカテーテルを挿入するために侵襲が大きい。
食道温	心臓の温度と極めて近い。食道下部1/3に挿入する。
鼓膜温	非侵襲的かつ連続的に測定できる。
膀胱温	膀胱カテーテルに測定器が装備されている。
直腸温	排便の影響を受ける。
気管温	吸気の影響を受ける。
口腔温	唾液の影響を受ける。
前額部温	非侵襲的かつ連続的に測定できる。
腋窩温	測定に時間がかかる。

術中の保温・加温にはいくつかの方法がある

一般的に室温を上げれば保温できるが、手術室
スタッフの環境を悪化させます。

いくつかの保温・加湿方法を次に示します。

輸血・輸液の加温	大量かつ急速に投与する必要がある場合に有効。
温水ブランケット	接触面積が重要。
温風ブランケット	手術部位に応じて体表を包み込むことができる。
送気の加温・加湿	送気を熱湿度交感器などで加温する。
体外循環	急速に加温することができるが、準備が大変。
体表のクーリング	氷嚢などで処理する。
アミノ酸輸液	異化の亢進を防ぎ、熱産生を促す。

尿量は循環モニターとして有効である

尿量は輸液管理の指標であるとともに、心拍出
量や臓器循環を反映する循環モニターです。尿量
だけではなく、色調などの性状も確認できます。
腎不全患者や膀胱全摘出術予定の患者には使用で
きません。

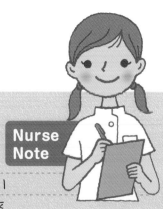

前立腺肥大のある患者の 尿道カテーテル挿入は難しい

Nurse Note

前立腺肥大のある患者の尿道カテーテルは難しい
ことが多く、無理な挿入が尿道損傷などの合併症を
引き起こす可能性があります。挿入がむずかしいと感じたら、泌尿器科医に相
談しましょう。

観血的動脈圧

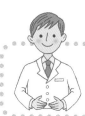

循環動態の変動が激しい症例、大量出血の可能性の高い症例では、持続的な血圧測定が必要です。

連続的に血圧を測定することができる

動脈にカニュレーションを行うことにより、連続的に血圧を測定することができます。循環動態が不安定な全身状態や、大量出血の可能性の高い手術、長時間の麻酔管理を行うときに、動脈にカニューレを挿入して連続的に血圧測定を行います。

カニューレを挿入する動脈として最も頻度が高いのは橈骨動脈であり、その他、大腿動脈や足背動脈、上腕動脈、浅側頭動脈なども使用されます。

▼観血的動脈圧ライン

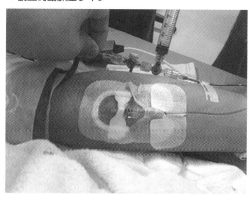

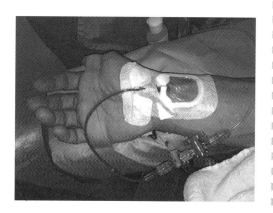

観血的動脈圧は、基準を合わせて調整しないと血圧を正しく測定できません。三尖弁の位置に合わせて基準（ゼロ点）合わせを行います。

動脈カテーテル留置に伴う合併症

　軽度の合併症から重篤な合併症まで存在します。合併症を引き起こす頻度は約10%と決して低くありません。主な合併症は次のとおりです。

・虚血・閉塞
・仮性動脈瘤
・感染
・出血・血腫
・末梢神経障害

動脈圧波形からいろいろな情報が得られる

　動脈圧の波形から多くの情報を得ることができます。

・連続的な血圧
・循環血液量……動脈圧の各波形が乱れると循環血液量の減少が推定される。

・心機能
　大動脈弁閉鎖不全症が重症になれば動脈圧波形が大きくなります。一方、大動脈弁狭窄症が重症になれば、動脈圧波形が小さくなります。

▼観血的動脈圧波形

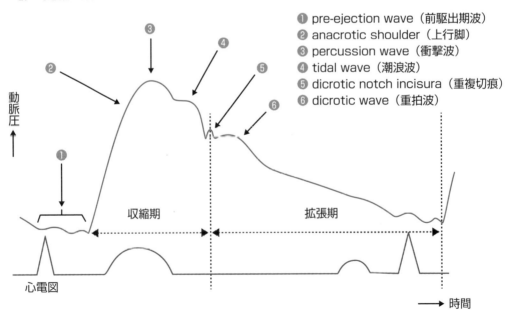

❶ pre-ejection wave（前駆出期波）
❷ anacrotic shoulder（上行脚）
❸ percussion wave（衝撃波）
❹ tidal wave（潮浪波）
❺ dicrotic notch incisura（重複切痕）
❻ dicrotic wave（重拍波）

中心静脈圧

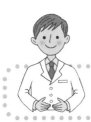

中心静脈圧は、循環血液量をモニタリングする指標の1つです。

中心静脈圧は循環血液量の目安になる

中心静脈（上大静脈もしくは下大静脈）にカテーテルを挿入して血圧を測定することにより、循環血液量の目安と右心機能の評価ができます。正常値は5〜10cmH$_2$Oであり、上昇すれば右心不全や過剰輸液を疑い、下降すれば大量出血などの循環血液量低下を疑います。また、心タンポナーデの解除時の治療の目安になるといわれています。

▼中心静脈圧

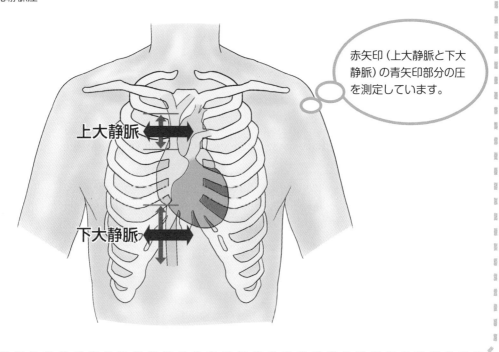

赤矢印（上大静脈と下大静脈）の青矢印部分の圧を測定しています。

上大静脈

下大静脈

中心静脈カテーテルを挿入する適応は何があるのか?

　中心静脈カテーテルを挿入する適応は次のとおりです。

・中心静脈圧の測定
・中心静脈栄養
・末梢静脈確保困難時の輸液ルート確保
・循環作動薬の投与ルートの確保
・透析ルートの確保

中心静脈カテーテル挿入は安全ではない

　中心静脈カテーテルには3大合併症（動脈穿刺・血腫・気胸）があるといわれています。発生頻度は高くないですが、発生するといずれも重篤な症状を呈します。この合併症を予防するために、近年は、解剖学的指標を見ながら穿刺するランドマーク法から、超音波を使用しながら穿刺する超音波ガイド下中心静脈穿刺に移行しています。合併症の発生率は年々低下していますが、決してゼロにはならない合併症です。

▼合併症の発生率

部位	方法	合併症		
		動脈穿刺	血腫	気胸
すべて	ランドマーク	6.9%	8.2%	3.1%
	超音波ガイド	1.4%	1.6%	1.3%
内頸静脈	ランドマーク	5.8〜10.6%	8.4〜9.1%	2.4〜3.0%
	超音波ガイド	0.3〜1.1%	0.2〜1.2%	0〜1.2%
鎖骨下静脈	ランドマーク	6.2%	4.6%	3.7%
	超音波ガイド	2.0%	1.5%	0.7%

出典：安全な中心静脈カテーテル挿入・管理のためのプラクティカルガイド2017、日本麻酔科学会

筋弛緩モニター

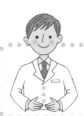

術中の筋弛緩を測定するモニターです。近年、装着を義務付けられています。

術中の筋弛緩の状態を管理する筋弛緩モニター

筋弛緩を測定することにより術後の呼吸不全を予防する方法です。また、近年様々な手術が行われている中、顕微鏡を使用した微細手術も増加しています。微細手術中に体動は手術の進行を妨げるだけではなく患者を危険な状態にするため、手術中から手術後までの筋弛緩の状態をモニタリングすることは重要です。

加速度センサーで筋弛緩の程度を評価

2019年4月現在、国内で使用されている筋弛緩モニタは1種類しかありません（今後、数種類が発売予定）。下図のように電極と加速度センサーを装着し、尺骨神経を刺激して母指内転筋の収縮を測定します。このほかに、顔面筋や短母趾屈筋の収縮などで測定する方法もあります。

▼筋弛緩モニターの装着

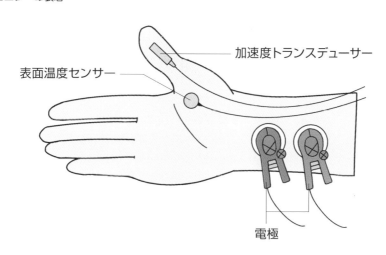

加速度トランスデューサー

表面温度センサー

電極

重要な指標はTOF＊刺激とPTC＊刺激の２種類

　筋弛緩の程度を確認する指標はいくつかありますが、重要なのはTOF刺激とPTC刺激です。一般的に使用しているのがTOF比（％）です。0は筋弛緩状態が良好であり、100は筋弛緩が拮抗されている状態を意味します。0以下のTOFを評価する方法としてPTC刺激があります。0から5までで表示されます。

　確実な筋弛緩状態が必要なときに、限りなく0に近い数値で管理を行います。導入時がTOF、術中維持時がPTC、抜管時にはTOFの数値を見ながら筋弛緩の状態を評価します。低体温では正確な筋弛緩の状態を評価できないため、体温管理にも注意します。近年、麻酔モニタリングの必須のモニターの1つになっています。

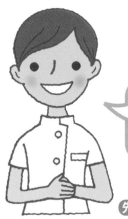

微細顕微鏡手術など、術中の患者さんの体動を予防するときには必ず筋弛緩モニターを装着しましょう。

先輩ナース

客観的な指標も重要

Nurse Note

　筋弛緩モニターは全身麻酔中の必須のモニタリングとして使用されていますが、客観的な指標も重要です。例えば、把握反射ができ、頭をあげることができれば、筋弛緩が回復している指標になります。

＊TOF　Train Of Fourの略。
＊PTC　Post Tetanic Countの略。

脳波モニタ

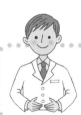

脳波を測定することにより麻酔深度を確認するモニターです。手術中、麻酔から醒めないよう管理するために必須のモニターになります。

✚ 麻酔がきちんと効いているかの指標になる脳波モニター

読み取った脳波を数値処理して、鎮静度を数値で表示するモニターを**脳波モニター**と呼びます。2020年6月現在、3種類の脳波モニター (BIS、エントロピー、SedLine) が販売されています。

各脳波モニターは数値による鎮静度が微妙に異なっていますので、各モニターの鎮静度の定義を確認することをお勧めします。下図は多く使用されている**BISモニター**です。

 ▼BISモニター

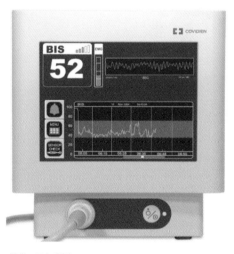
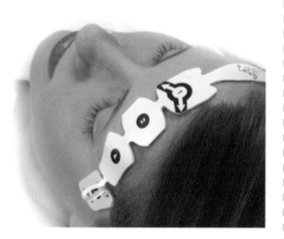

提供：日本光電

全身麻酔での適正なBIS値は40〜60

　BIS値（BISにおける鎮静度）は完全覚醒が100で、脳波がない皮質活動停止状態が0です。全身麻酔の管理に適切なBIS値は40〜60です。

▼BISモニターの数値と鎮静の程度

BIS値	麻酔深度
100	覚醒
80	軽い鎮静
60	中等度の鎮静
40	深い鎮静
20	
0	皮質活動停止

全身麻酔に
適した
鎮静レベル

BIS値に影響する要素

　BIS値は次の要素の影響を受けます。

●年齢

　脳波の振幅が小さい高齢者では、BIS値の信頼性は低下します。小児の脳波を測定するためのアルゴリズムは含まれていないため、本来よりも高い値が表示されます。

●麻酔薬

　ケタミン投与時のBIS値は上昇します。フェンタニルやレミフェンタニルの投与時には、BIS値が本来より低く表示される場合があるため、鎮静管理には注意を要します。

●その他

　筋電図が混入すると、BIS値は上昇します。BIS値は前額部以外でも測定できますが、測定精度は低いといわれています。

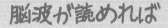

脳波が読めれば

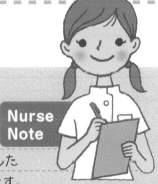

Nurse
Note

　上記のように鎮静の数値はあくまでも脳波を解析した結果であり、正確な数値を測定できない場合もあります。脳波を見慣れてくれば、脳波から麻酔深度がある程度読めるようになります。

肺動脈圧

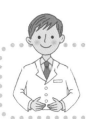

肺動脈圧を測定することにより、心臓全体の機能（特に右心系）をくまなく評価できます。

心臓の機能を正確に評価するためには
肺動脈圧を測定する

肺動脈にカテーテルを挿入し、肺動脈楔入圧、肺動脈圧、右室圧、右房圧などを測定することによって、心臓の機能を正確に評価でき、加えて心拍出量と混合静脈血酸素飽和濃度の測定もできま

す。心臓の機能をくまなく評価したいときには必要なモニターだといえます。ただし、ほかの手技と比較しても難しく、肺動脈損傷や心穿孔など極めて危険な合併症を伴う恐れもあります。

▼肺動脈カテーテルと心内圧測定位置（❶〜❹）

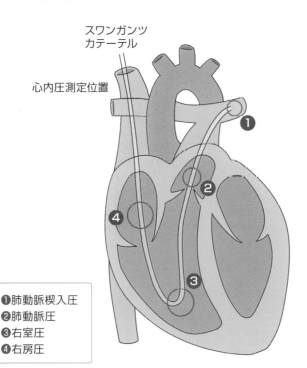

スワンガンツ
カテーテル

心内圧測定位置

❶肺動脈楔入圧
❷肺動脈圧
❸右室圧
❹右房圧

肺動脈にカテーテルを挿入しないモニターも販売されつつある

肺動脈カテーテルを挿入するのはリスクが大きいうえに、肺動脈カテーテルを挿入して心機能をくまなく測定することが必ずしも患者の予後の改善につながるわけでもありません。そのため、近年は肺動脈カテーテルの挿入を見合わせる傾向にあります。

この問題を解決するため、近年は肺動脈にカテーテルを挿入しなくても心機能を測定できるモニターが販売されつつあります。

▼肺動脈カテーテル不要の肺動脈圧モニターの例（プリセップカテーテル）

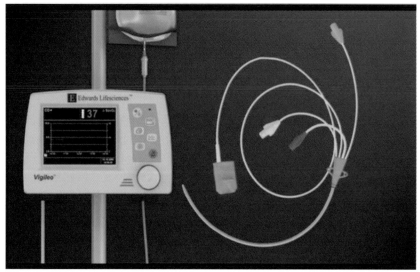

提供：エドワーズライフサイエンス

モニターの低侵襲が進んでいる

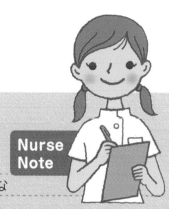

Nurse Note

肺動脈カテーテルは挿入が難しいうえに、重篤な合併症を引き起こす可能性もあります。加えて近年、肺動脈カテーテル挿入後の予後への影響も不明瞭になっています。そのため、近年、肺動脈を挿入しない方向に進んでいます。

経食道心エコー

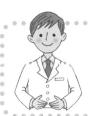

食道からプローブを挿入することによって、心臓の機能を評価できるモニターが**経食道心エコー**です。食道と心臓は密接しているため、胸壁から行う経胸壁心エコーよりも鮮明に心臓を評価できます。

➕ 心臓の形態を視覚的にとらえることができる

　経食道心エコーの大きな特徴は、心臓の形や動きを視覚的に確認・評価できることです。

- **心臓の動きの評価**：部位や動きの視覚的評価、客観的評価、心臓内容量の確認
- **異物の有無**：血栓や異常解剖の有無
- **血管の評価**：上大・下大静脈の評価、肺静脈の評価、冠動脈の評価

▼経食道心エコー

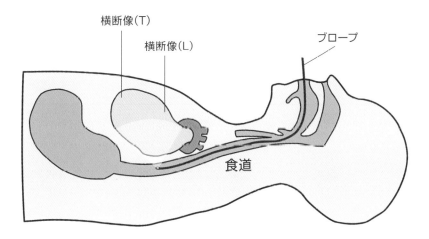

横断像(T)

横断像(L)

プローブ

食道

手術前後の評価に優れている

　経食道心エコーの特徴の1つは、心臓手術前後の評価をリアルタイムで行うことができるという点です。

　例えば、僧帽弁閉鎖不全症において僧帽弁形成後に僧帽弁閉鎖不全症の評価を行うことができ、場合によっては、「人工心肺離脱前」そのまま再手術を行うこともできます。麻酔科医だけではなく外科医にとっても有効なデバイスだといえます。

消化管手術には使用できない

　胃や食道の手術後は経食道用のプローブを挿入できないため使用できません。そのため、麻酔科医は経胸壁から行う経胸壁心エコーも活用できなければなりません。

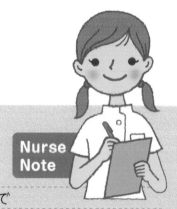

心臓内血栓の診断には経食道心エコー

Nurse Note

　心臓内血栓を一番簡単に確実に見つけることができるのは、経食道心エコーです。疑いがあれば躊躇なく挿入します。

chapter 5

術後の管理

手術が終了すれば一安心です。
しかしながら、術後の管理をおろそかにすると
意識障害や循環・呼吸抑制など
重篤な症状を引き起こす恐れがあります。
本chapterでは、術後の管理を行ううえで
必要な知識について理解しましょう。

麻酔からの覚醒とは

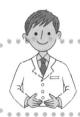
術後管理は、麻酔導入と比較して人が集まりにくい油断しがちな状況ですが、麻酔導入よりも管理が難しいのです。

意識と筋弛緩が回復している状況を目指す

　麻酔をかけるということは、「鎮静」「鎮痛」「筋弛緩」という状態を維持することです。一方、麻酔を覚ますということは、「鎮静」「筋弛緩」は回復している一方で、「鎮痛」は維持されなければなりません。つまり、**覚醒**とは「痛みを出さずに患者さんをはっきりと起こす」ことだといえます。

▼麻酔からの覚醒

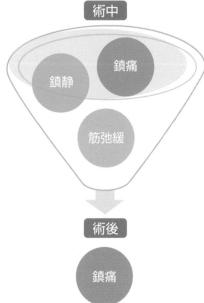

覚醒時の患者の状況は麻酔導入時とは異なる

覚醒時には、麻酔導入時と状況が異なることを認識して行動しなければなりません。

●**患者の全身状態は変化している**

肝臓切除の場合：肝がんに対する肝臓部分切除術は、肝臓の一部を切除するために肝機能が低下します。そのため、麻酔薬による代謝機能も変化（低下）しています。

心血管バイパス術の場合：心機能が低下している人に行う心血管バイパス術では、手術後、心機能がよくなっています。そのため、手術前よりは安心して麻酔から覚ますことができます。

●**導入時と比べると、手術室に人がいない**

導入時はなんやかんや、人が集まっています。一方、抜菅時は、導入時よりは安心してしまっていたり、次の手術の準備を行っていたりして、人がまばらになっていることも多いものです。したがって、抜菅後、万が一再挿管が必要となったときは、人の集まりが少なく、ばたばたする可能性があります。

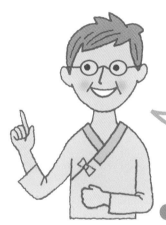

> 痛みを出さずに患者をはっきりと起こすことが何よりも必要と思います。

患者さん

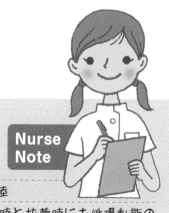

麻酔は飛行機と似ている

Nurse Note

麻酔はよく飛行機にたとえられます。飛行機は離陸時と着陸時の機体の動きが激しいですが、麻酔導入時と抜菅時にも循環動態の動きが激しくなります。フライト中は雲や風の動きを確認しながら走行路を決めますが、麻酔維持中も手術の進行を確認しながら安全な麻酔管理を行います。

抜管基準

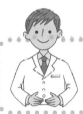

気管チューブなど高度な気道確保を行った症例では、手術終了時に抜管する（気管チューブを抜去する）タイミングが訪れます。

まず、抜管すべきかどうかを確認する

まず、手術が終了したら常に抜管を目指すとは限りません。

例えば、心臓手術などでは、手術後に循環動態の安定が認められないと抜管できません。

心臓手術の術後は挿管のまま集中治療室に帰室する、という流れはほぼどの施設でも共通のようですが、ある病院では、内頸動脈狭窄症手術の術後も循環動態の管理のために抜管せず、翌日、集中治療室で抜管を行っています。ほかの施設ではほぼ手術室で抜管している症例であり、例外的なケースです。

このように、症例だけではなく手術の状況に合わせて抜管を行わない場合もあり、外科医との密接なコミュニケーションが必要だといえます。抜管しないとわかれば、手術終了後も鎮静薬を使用して患者に苦痛を与えないようにします。

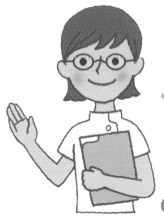

気管挿管されている患者の術後抜管の時期やタイミングは、外科医と麻酔科医の間で決めますので、手術終了前に確認しましょう。手術室で抜管しない場合は、酸素ボンベはもちろんアンビューバッグやジャクソンリース、場合によっては携帯型人工呼吸器についても、準備すべきかどうかを麻酔科医に相談してください。

ベテランナース

抜管基準は主観的評価と客観的評価を行う

上記のように、いろいろな状況を確認してから抜管体制に入ることがわかりました。

抜管基準として多くの教科書で客観的評価による指標を羅列しています。もちろん客観的評価は重要評価項目ではありますが、客観的な指標だけでは抜管に迷う場合があります。その場合、主観的評価も併用しながら抜管の評価を行うと、スムーズに抜管体制に移ることができると思われます。抜管の目標はあくまでも「痛みを出さずに清明に患者さんを起こす」ことなのです。

▼抜管の基準

	客観的評価	主観的評価
鎮静	BISなどの鎮静モニターが限りなく100に近づく	問いかけに反応する
鎮痛	循環動態の安定 (特に血圧と脈拍数)	表情が穏やかである
筋弛緩	筋弛緩モニターの回復	目を開けることができる 手を握ることができる うなづくことができる

抜管の基準に あてはまらないとき

Nurse Note

抜管しようと思っても抜管の基準にあてはまらない場合もあり、症例によっては悩む場合もあります。そのときにどうするのか? これは非常に難しい選択にはなりますが、再挿管の可能性をできる限り減らして (抜管の基準に近づけて)、再挿管の準備物をそろえて抜管を試みます。抜管後、最低10分間の観察を行い、その後リカバリー室に連れていき、お迎えがくるまで定期的に観察を行います。

退室基準と申し送り事項

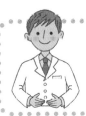 退室基準としては客観的指標を用いることによって、安全な退室を提供します。看護師さん同士の申し送りの際も、その客観的指標を用いてわかりやすく伝えましょう。

退室基準には客観的指標を用いる

退室の判断をだれが行っても適切なものとなるよう、退室基準には客観的指標を用います。**Aldrete スコア**は使いやすい退室基準でしたが、痛みの指標が含まれていなかっため、現在は修正 Aldrete スコアが用いられています。

▼Aldrete スコア

大項目	小項目	スコア（点）
①身体活動性	命令に従って手足を適切に動かすことができる 命令に従って手足を動かせるが、動きが緩慢である 命令に従って手足を動かすことができない	2 1 0
②呼吸	深呼吸と喀痰ができる 呼吸困難または自発呼吸が10回/分未満 無呼吸	2 1 0
③循環	血圧が処置前の値より±20mmHg 血圧が処置前の値より±21〜49mmHg 血圧が処置前の値より±50mmHg	2 1 0
④意識	全覚醒 呼名で覚醒 無反応	2 1 0
⑤酸素化	SpO_2 が room air で92%以上 酸素使用で SpO_2 が92%以上 酸素使用でも92%以下	2 1 0

合計12点以上で、スコアが0点の大項目がないことが退室条件

▼修正Aldreteスコア

大項目	小項目	スコア（点）
①身体活動性	命令に従って手足を適切に動かすことができる 命令に従って手足を動かせるが、動きが緩慢である 命令に従って手足を動かすことができない	2 1 0
②呼吸	深呼吸と喀痰ができる 呼吸困難または自発呼吸が10回/分未満 無呼吸	2 1 0
③循環	血圧が麻酔前の基準値より15%以内 血圧が麻酔前の基準値より15〜30%の範囲 血圧が処置前の値より30%以上	2 1 0
④意識	覚醒していて見当識がある 軽い刺激で目覚める 体に触れる刺激のみで反応する	2 1 0
⑤酸素化	SpO_2がroom airで92%以上 酸素使用でSpO_2が92%以上 酸素使用でも92%以下	2 1 0
⑥術後痛の評価	疼痛なし、または軽度の不快感 中等度から高度の疼痛で、鎮痛薬の静脈内投与でコントロールが可能 持続する高度の疼痛	2 1 0
⑦術後の嘔吐	症状なし、または軽度の悪心で嘔吐はなし 一過性の悪心・嘔吐 中等度から重度の悪心・嘔吐が持続する	2 1 0

合計12点以上で、スコアが0点の大項目がないことが退室条件
（文献2を基に作成）

申し送りでは「何が大丈夫で、何に注意すべきか」を伝える

　退室基準をクリアしたら、手術以外のスタッフに申し送りを行います。

　その中で重要なことは、

　「何が大丈夫で、何に注意すべきか」について、明確に伝えることです。

　上記の退室基準を用いて満点でなければ、何が満点に足りなかったかを申し送りすると明確だと思います。また、忘れがちなのが、全身麻酔に区域麻酔を併用している場合、何の区域麻酔を行っているかです。全身麻酔から覚めて何らかの区域麻酔だけが残っている場合、患者は活動的になりがちで、その結果、事故につながる症例をよく見かけます。

MEMO

chapter 6

麻酔に使用する薬剤

麻酔のため、あるいは麻酔中に使用する薬剤は多岐にわたりますが、

ここでは麻酔薬として使用する薬剤について理解しましょう。

麻酔薬に使用する薬剤

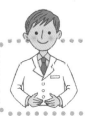 全身麻酔薬として使用する薬剤は、主に「鎮静薬」「鎮痛薬」「筋弛緩薬」の3つに分類されます。

麻酔薬に使用する薬剤は「鎮静薬」「鎮痛薬」「筋弛緩薬」の3種類である

「寝ていること」「痛みがとれること」「筋肉が弛緩していて手術ができること」という3つの効果が合わさって初めて（全身）麻酔を行うことができます。全身麻酔に関しては、この3つをバランスよく行うことが重要です。区域麻酔単独で麻酔を行うときは、鎮痛薬のみ使用する形となります。

▼麻酔に使用する薬剤

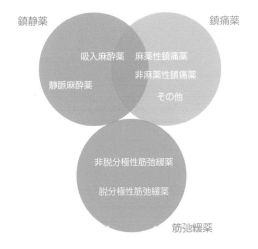

鎮静薬
鎮痛薬
吸入麻酔薬
静脈麻酔薬
麻薬性鎮痛薬
非麻薬性鎮痛薬
その他
非脱分極性筋弛緩薬
脱分極性筋弛緩薬
筋弛緩薬

薬剤を併用するときは相加相乗効果がある

全身麻酔を行う際は、2種類以上の薬剤を使用します。その際、薬剤による相加相乗効果には十分注意します。特に「鎮痛薬」と「鎮静薬」は薬剤の過剰評価に陥らないように、薬剤の特徴（どれぐらいで効き始めて、どれぐらいで効果がなくなるのか）をしっかり知っておくことが重要です。

吸入麻酔薬

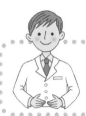

常温では気体として存在する吸入麻酔薬は、肺から血液に溶解して中枢神経に作用することにより鎮静の作用を発揮します。

現在使用されている吸入麻酔薬は4種類

現在、日本で使用されている吸入麻酔薬は「デスフルラン」「セボフルラン」「イソフルラン」「亜酸化窒素」の4種類存在します。

●デスフルラン（商品名：スープレン）

一番新しい吸入麻酔薬であり、覚醒が最も早いといわれています。気道への刺激が強いため、起きている患者さんには使用できません。

●セボフルラン（商品名：セボフレン）

気道への刺激が最も弱い吸入麻酔薬として起きている患者さんにも使用でき、そのため麻酔導入時の鎮静薬として使用できます。腎機能障害の患者さんへの使用には注意を要します。

●イソフルラン（商品名：フォーレン）

吸入麻酔薬としての効果が強いため、少量で良好な鎮痛作用を提供することができます。長時間の手術に有効です。肝機能障害の患者さんへの使用には注意を要します。

●亜酸化窒素（商品名：笑気ガス）

鎮静作用がない唯一の吸入麻酔薬です。強い鎮痛作用があり、他の吸入麻酔薬と併用します。

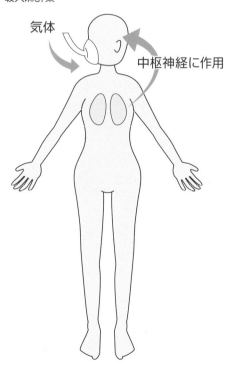

▼吸入麻酔薬

気体

中枢神経に作用

吸入麻酔薬は鎮静作用に加えて弱い鎮痛・筋弛緩作用がある

鎮静作用のみをもつ静脈麻酔薬とは異なり、吸入麻酔薬は弱い鎮痛・筋弛緩作用があります。そのため、鎮痛薬や筋弛緩薬の使用量を減少させたいときには、有効な鎮静薬として使用できます。

吸入麻酔薬の鎮静作用は脳波でモニタリングを行う

脳波を使用して吸入麻酔薬の鎮静作用のモニターを行います。昔はMACという肺の中の吸入麻酔薬の濃度を吸入麻酔薬のモニターとして使用していましたが、MACは侵襲に対する体動を評価しているものであり、有効な鎮静モニタリングとして使用されていません。

吸入麻酔薬による麻酔導入は興奮期に注意する

小児の患者さんなどは吸入麻酔薬を使用してマスクから麻酔導入を行います。一般的に気道刺激の弱いセボフルランを使用します。

注意すべき点としては、意識が清明な人に麻酔がかかる間に、「興奮期」という字のごとく暴れるタイミングがあります。静脈麻酔薬ではこの興奮期を経験することなく急速に麻酔がかかりますが、吸入麻酔薬ではこの「興奮期」を経験することになります。

そのため、吸入麻酔薬の使用時には必ず「興奮期」が来ることを予測して、患者さんがベットから落ちたりしないように配慮することが必要になります。

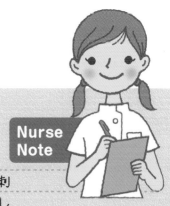

デスフルランは麻酔導入に適さない！

Nurse Note

他の吸入麻酔薬と比較してデスフルランは気管刺激が強く、麻酔導入には適しません。麻酔導入薬として使用するには、セボフルランが圧倒的に便利といえます。

静脈麻酔薬

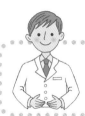

点滴により静脈から鎮静薬を投与することにより鎮静作用を発揮する麻酔薬を静脈麻酔薬といいます。

現在使用されている静脈麻酔薬は5種類

現在、日本でよく使用されている静脈麻酔薬は「プロポフォール」「チオペンタール・イソゾール」「ミダゾラム」「デクスメデトミジン」「ケタミン」の5種類が存在します。

● **プロポフォール（商品名：プロポフォール）**

現在最もよく使用されている静脈麻酔薬です。眠ることも早く維持も簡便で覚醒も良好であるため、極めて使いやすい薬剤です。また、術後の嘔気・嘔吐も予防できる薬剤です。欠点として、血管痛が存在すること、卵アレルギーのある患者さんへの使用は躊躇されること、があります。

● **チオペンタール・イソゾール**
（商品名：チトゾール・イソゾール）

プロポフォールが使用され始める前の鎮静薬の第一選択薬です。維持も覚醒も良好ですが、気管支喘息の患者への使用には注意が必要です。脳保護作用があるため、脳外科手術の鎮静に使用される場合がいまだに存在します。

● **ミダゾラム（商品名：ドルミカム）**

鎮静作用に加えて健忘作用があり、循環抑制が少ない鎮静薬です。全身麻酔というよりは検査や処理の鎮静に使用されています。

▼静脈麻酔薬

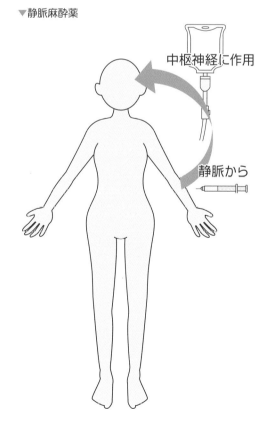

中枢神経に作用

静脈から

● デクスメデトミジン（商品名：プレセデックス）

　上記の鎮静薬とは明らかに異なります。鎮静作用だけではなく鎮痛作用もあり、加えて呼吸抑制が少ないといわれており、安全性の高い薬剤といえます。ただし、鎮静作用も弱く、鎮静に時間のかかる薬剤です。

● ケタミン（商品名：ケタラール）

　交感神経刺激作用のある鎮静薬であり、血圧低下が起こりにくい鎮静薬です。ただし、近年は麻薬として使用されているため極めてシステム的に使用しにくい薬剤です。

静脈麻酔薬は鎮静作用のみ発揮するため鎮痛薬などは別に使用

　吸入麻酔薬と比較して静脈麻酔薬は鎮静作用のみを発揮する薬剤が多いです。そのため、鎮痛薬や筋弛緩薬も個々にモニタリングしながら薬剤を追加投与します。

静脈麻酔薬の鎮静作用は脳波でモニタリングを行う

　静脈麻酔薬の鎮静作用は脳波でモニタリングを行います。ただし、ケタミンに関しては脳波モニタが正常に反応しないので、注意が必要です。

全身麻酔薬は静脈麻酔？それとも吸入麻酔？

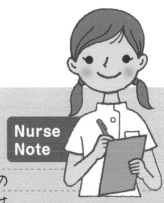

Nurse Note

　全身麻酔に使用する麻酔薬は静脈麻酔がいいのか？　それとも吸入麻酔がいいのか？　については議論があります。一般論として喘息の既往のある患者には吸入麻酔を、術後悪心嘔吐が考慮される患者には静脈麻酔を選択します。がん患者には静脈麻酔のほうがよいという報告もありますが、明らかではありません。

麻薬性鎮痛薬

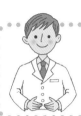

麻薬性鎮痛薬（オピオイド）は強烈な鎮痛作用を提供できるため、手術に伴う鎮痛薬として使用されています。ミュー（µ）・カッパ（κ）・シグマ（σ）受容体に作用して鎮痛効果を提供します。

手術中に使用される麻薬性鎮痛薬は３種類

現在、手術室で使用される麻薬性鎮痛薬は「レミフェンタニル」「フェンタニル」「モルヒネ」の３種類です。

●レミフェンタニル

現在、手術中に最もよく使用されている短時間作用型麻薬性鎮痛薬です。つまり「最も早く効果が発現して、最も早く効果が消失する」オピオイドです。そのため、調整しやすく鎮痛薬として手術中の管理として最も使いやすい薬剤といえますが、その一方、効果が早期に消失するために術後鎮痛薬としては使用できません。また、長時間の使用や高容量の使用では、手術後にシバリングが発生しやすくなるといわれています。

●フェンタニル

レミフェンタニルよりはゆっくり作用し、モルヒネよりは早く作用する薬剤です。一見中途半端な薬剤のようで、すが、術中から術後まで効果的に作用し続け、なおかつ長時間残らないために呼吸抑制の危険性も少ない、使いやすい薬剤です。

●モルヒネ

レミフェンタニルやフェンタニルと比較しても「ゆっくり効き始めてしばらく作用が残っている」長時間作用型の麻薬性鎮痛薬です。主に肝臓で代謝されるために、肝機能の悪い患者への使用方法は考えなければいけません。また代謝物もモルヒネの5分の1の効果がありますので、長時間・高容量の使用はモルヒネの作用が残存すると考えて術後の管理を行う必要があります。

麻薬性鎮痛薬の使用における注意点

　強い鎮痛薬として効果的な麻薬性鎮痛薬も、使用時の注意点があります。

● **消化管の運動が低下している**
　麻薬性鎮痛薬は消化管の運動を低下させます。つまり、使用中は便秘が起こりやすいといえますし、術後の嘔気・嘔吐も誘発しやすいです。

● **呼吸抑制**
　麻薬性鎮痛薬を使用すると脳内の呼吸中枢に直接作用し、二酸化炭素に対する反応が鈍くなります。そのため、呼吸抑制が起こりやすい状況です。

● **循環抑制**
　呼吸抑制よりは頻度が少ないものの、心筋の運動を抑えて循環抑制を発生させるといわれています。

● **その他**
　急激に使用すると骨格筋の筋硬直が生じやすくなります。

鎮静薬との相加相乗作用に注意

　麻薬性鎮痛薬を使用する環境では鎮静薬も併用することが多いと思われます。麻薬性鎮痛薬自体に鎮静作用はほぼありませんが、鎮静薬との併用による相加相乗作用で鎮静・鎮痛作用が増強すると考え、使用量・方法については慎重に判断します。

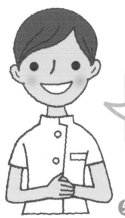

　麻薬は手術時の鎮静に必要不可欠な麻薬性鎮痛薬として重要です。特徴をしっかり押さえましょう。静脈麻酔薬の節で紹介したケタミンは、現在、麻薬性鎮痛薬として使用されています。

先輩ナース

非麻薬性鎮痛薬

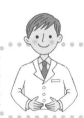

前節で述べた麻薬性鎮痛薬と比較しても、麻薬のような取り扱いの煩雑さがないために国内では頻用されています。

頻用されているのは2種類

非麻薬性鎮痛薬として使用されている薬剤はブプレノルフィンとペンタゾシンの2種類です。

●**ブプレノルフィン（商品名：レペタン）**

力価も強く作用時間も比較的長い薬剤として、長期間の管理の必要な患者の鎮痛薬として使用します。

●**ペンタゾシン（商品名：ペンタジン）**

ブプレノルフィンと比較しても作用時間は短く覚醒が早いために、検査時の鎮痛など一時的な痛みに対して使用します。交感神経刺激作用があるため、心疾患や脳出血、くも膜下出血での使用は推奨されてません。

非麻薬性鎮痛薬特有の特徴

非麻薬性鎮痛薬特有の特徴を知る必要があります。

●**天井効果（ceiling effect）**

麻薬性鎮痛薬と異なり鎮痛薬使用量の上限があり、大量に使用しても鎮痛効果はあるラインで止まってしまいます。

●**麻薬拮抗作用**

非麻薬性鎮痛薬は鎮痛に関与する一部の受容体に対して拮抗する作用があります。そのため、麻薬性鎮痛薬と併用しても効果的に作用しません。

●**調整困難**

麻薬性鎮痛薬と異なり、調整しながら投与することは難しいです。そのため、投与量には注意が必要です。

鎮静薬との相加相乗作用に注意

　麻薬性鎮痛薬と同様で、非麻薬性拮抗薬を使用する環境では鎮静薬も併用することが多いと思われます。そのため、鎮静薬との併用による相加相乗作用で鎮静・鎮痛作用が増強すると考え、使用量・方法については慎重に判断します。

ありがちな
間違った鎮痛薬投与法

Nurse Note

　近年、手術症例もクリニカルパスで運用していることが多いようです。よくある術後鎮痛のクリニカルパスとして、術後フェンタニルの持続静脈投与が行われている患者にペンタゾシンを投与するという運用が行われています。オピオイドにペンタゾシンを投与しても鎮痛作用が拮抗してしまうため、良好な鎮痛効果を得ることができません。

その他の鎮痛薬

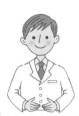

麻薬性鎮痛薬や非麻薬性鎮痛薬は強い鎮痛作用がありますが、合併症として呼吸抑制を起こしやすく、術後の早期離床という観点では適しているとはいえません。そのため、これから紹介する鎮痛薬を用いて、できる限り麻薬性および非麻薬性鎮痛薬の投与量を減少させつつ、疼痛をコントロールできれば理想的です。

硬膜外麻酔や末梢神経ブロックは有効な鎮痛方法

chapter1で説明したとおり、硬膜外麻酔や末梢神経ブロックでは局所麻酔薬を用いて神経を遮断することにより鎮痛作用を提供します。麻薬性鎮痛薬や非麻薬性鎮痛薬と比較しても合併症の少ない鎮痛薬だといえます。

そのほか知っておくべき鎮痛薬

硬膜外麻酔や末梢神経ブロック以外に押さえておくべき鎮痛薬は、NSAIDsとアセトアミノフェンの2種類です。麻薬性鎮痛薬や非麻薬性鎮痛薬と比較しても、末梢側で威力を発揮する鎮痛薬だといえます。

● NSAIDs（非ステロイド性抗炎症薬）

シクロオキシゲナーゼ阻害を行うことにより鎮痛効果を発揮します。鎮痛作用だけでなく、抗炎症作用も発揮します。消化管潰瘍や腎障害を指摘されている患者や、喘息の既往のある患者には使用を控えます。

・フルルビプロフェン（商品名：ロピオン）
投与10分後から効果を発揮するため、手術終了前から投与すると有効です。小児は使用しません。
・ジクロフェナク（商品名：ボルタレン）
坐薬として使用できるため、絶食中の術後も使用できます。
・ロキソプロフェン（商品名：ロキソニン）
内服薬として術前・術後に使用します。

● アセトアミノフェン
（商品名：カロナール、アンヒバ、アセリオ）

シクロオキシゲナーゼ阻害からの鎮痛効果を発揮しますが、NSAIDsと比較して抗炎症作用は期待できません。アスピリン喘息の患者さんには禁忌です。注射・坐薬・内服薬として様々な投与方法が選択できるため、幅広く使用できます。

筋弛緩薬

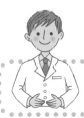

手術中の体動を予防するために筋弛緩薬を投与します。

筋弛緩薬のタイプは非脱分極性筋弛緩薬と脱分極性筋弛緩薬

筋収縮に影響するアセチルコリンがアセチルコリン受容体に作用するのを拮抗することにより筋弛緩作用を発揮します。非脱分極性筋弛緩薬であるロクロニウム（商品名：エスラックス）とベクロニウム（商品名：マスキュラックス）および脱分極性筋弛緩薬であるスキサメトニウム（商品名：スキサメトニウム）に分類できます。

●ロクロニウム

術中最もよく使用されている筋弛緩薬です。投与量に比例してより短時間で気管挿管でき、緊急の気管挿管にも活用できます。血管痛を訴える人が多いです。

●ベクロニウム

ロクロニウムとほぼ同等の薬剤です。ロクロニウムよりも血管痛の訴えは少ないです。

●スキサメトニウム

1.0mg/kgで使用すると1分後には気管挿管を行うことができます。拮抗薬を投与しなくても10分以内にはほぼ筋弛緩作用が回復します。

筋弛緩薬には拮抗薬を使用する

筋弛緩から回復するためには筋弛緩拮抗薬を使用します。スガマデクスとネオスチグミンの2種類が存在します。

● **スガマデクス（商品名：ブリディオン）**

ロクロニウムやベクロニウムに特異的に結合することにより筋弛緩を拮抗します。アナフィラキシーショック以外に大きな危険性がなく、極めて使用しやすい拮抗薬です。アナフィラキシーショックを予防するために普段は遮蔽されています。腎代謝ではありますが腎機能の負担が極めて小さいため、腎機能障害にも使用できます。

● **ネオスチグミン（商品名：ワゴスチグミン）**

アセチルコリンの分解を抑制することによって筋弛緩作用を拮抗します。徐脈や唾液分泌のような合併症が存在するため、アトロピンと併用します。

筋弛緩薬やその拮抗薬はアナフィラキシーショックの危険性がありますので、使用後は全身の発疹やバイタルサインに注意しましょう。

ベテランナース

MEMO

chapter 7

麻酔にかかわる合併症

麻酔にかかわる合併症は大きく全身麻酔中と全身麻酔後に分類できます。

重篤なのは全身麻酔中に起こる合併症ですが、

全身麻酔後に起こる合併症も術後の早期退院に影響します。

本chapterでは、麻酔にかかわる合併症について理解しましょう。

全身麻酔中の合併症①
悪性高熱症

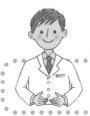

全身麻酔中に起こる、最も命にかかわる合併症が悪性高熱症です。

体温が急激に上昇する疾患である

何らかの原因でカルシウムの放出異常が起こり、体温が急激に上昇する疾患が悪性高熱症です。結果、全身臓器不全につながります。

▼悪性高熱症の所見

時期	臨床所見	モニター所見	血液検査所見
早期	筋強直 頻呼吸・頻脈 ソーダライム消費	分時換気量の増加 呼気二酸化炭素濃度の上昇 頻脈	$PaCO_2$上昇 pH低下
中期	発熱 チアノーゼ	体温上昇 SpO_2低下	PaO_2低下
後期	筋強直 出血傾向 コーラ様尿 臓器不全・死亡	心室性期外収縮	CK増加 ミオグロビン尿

悪性高熱症を疑ったときの対応

- ・問　診　：家族歴は重要！
- ・類縁疾患　：筋疾患を併発している患者には注意する
- ・問　診　：患者への十分な説明。
- ・麻酔法　：静脈麻酔薬・麻薬性鎮痛薬・非脱分極性筋弛緩薬は悪性高熱症を誘発しない
- ・ダントロレン：5バイアル以上の準備

早期に治療を行う

　悪性高熱症はいかに早期に治療を開始できるか
がカギになります。

・麻酔・手術を中止し、100％酸素で換気
・できる限り冷却
・ダントロレンの投与
・対症療法

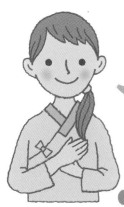

全身麻酔にかかわる合併症である悪性
高熱症は早期の治療開始がカギになる
ようです。最も命にかかわるようです
ので慎重な判断をお願いしたいです。

患者さん

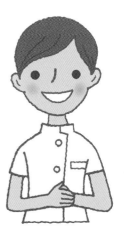

悪性高熱症は命にかかわる合併症です。疑い
がある患者さんの麻酔の予定があれば、ス
タッフ間で情報共有をしてください。

先輩ナース

全身麻酔中の合併症②
アナフィラキシーショック

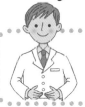

術中、突然の血圧低下や全身の発赤疹が発症したら、アナフィラキシーショックを疑います。

突然の血圧低下で気づく

術中、「突然の血圧低下」と「全身の発赤疹」の2つの症状が発症すれば、アナフィラキシーショックを疑います。手術中の発生率は5千～2万人に1人です。IgEに関与するアナフィラキシー反応と、症状が先行するアナフィラキシー様反応という2つの合併症が存在します。

抗菌薬と筋弛緩薬の使用後は注意する

術中のアナフィラキシーショックは抗菌薬の使用に伴うものが多いです。次に示す薬剤は注意します。

・抗菌薬：セフェム系抗菌薬による発症頻度が最も高い
・解熱鎮痛薬
・局所麻酔薬
・筋弛緩薬・拮抗薬：発症頻度としては最も高い
・造影剤・輸血
・ラテックス

早期に介入する

治療は次について迅速に行います。

・バイタルサインの維持
・人を呼ぶ
・アドレナリン0.1mg/mLを5分以上かけて投与
・100%酸素
・輸液
・（場合によっては）ノルアドレナリンの持続の準備
・（前項で反応しないときに）グルカゴンの準備
・アミノフィリン投与による気管支痙攣の予防
・ステロイドの準備

全身麻酔中の合併症③
肺血栓塞栓症

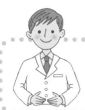

静脈に生じた血栓が肺動脈に詰まることによって、血流の途絶された状態が肺血栓塞栓症です。

主に深部静脈に生じた血栓が原因になる

肺血栓塞栓症の90%以上は、深部静脈に生じた血栓が肺動脈に詰まることによって発生します。肺循環が閉塞することにより、心臓から全身に血液の駆出ができなくなり、循環虚脱に陥ります。

深部静脈に生じる血栓症は、「血液凝固能亢進」「血液うっ滞」「静脈壁損傷」によって発生しやすくなります。手術中は手術侵襲により血液凝固能

亢進が起こり、安静により血液のうっ滞が起きます。そして手術操作により直接・間接的に静脈壁の損傷も加わります。つまり、手術は深部静脈に血栓が発生しやすい環境といえます。

静脈血栓が発生しやすい危険因子には下記のようなものがあります。いずれも血栓が発生しやすい環境といえます。

▼静脈血栓塞栓症の危険因子

危険性	危険因子
弱い	肥満、エストロゲン治療、下肢静脈瘤
中程度	高齢、長期臥床、うっ血性心不全、呼吸不全、悪性疾患、中静脈カテーテル留置、がん化学療法、重度感染症
強い	深部静脈血栓症の既往、下肢運動不全、血栓性異常症

133

肺血栓塞栓症は急激に重篤な症状に陥る

　肺循環が虚脱することにより、循環虚脱に陥ります。

　初発症状として、低血圧や頻脈、不整脈、突然の呼気二酸化炭素濃度の減少、低酸素血症が起こります。その他、意識のある患者は呼吸困難を訴えます。循環虚脱が解除されないと、心停止のような重篤な症状に陥ります。治療法は、対症療法が基本になります。次のことをスムーズに行います。

・循環の維持
・呼吸の維持
・循環器内科医へのコール
・診断の確立
・根本治療の必要性の協議

肺血栓塞栓症を起こさないように予防をしっかり行う

　肺血栓塞栓症を発症すると、それだけで患者にも負担が大きくなります。そのため、肺血栓塞栓症を起こさない次の予防法が重要です。

・早期離床／ベッド上運動療法
・下肢圧迫法：弾性ストッキング、間欠的空気圧迫装置
・抗凝固療法

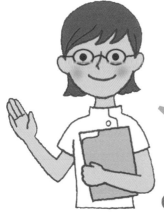

肺血栓塞栓症に気づいたときには循環動態が破綻しています。まず人を集めてください（緊急コール）。

ベテランナース

全身麻酔中の合併症④ 空気塞栓症

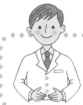

いままでお話してきた合併症に比べると、予防法や危険性を理解し、対処すれば発生することは少ない合併症です。

血管内に発生した空気が 全身の循環に詰まることによって発生する

何らかの要因で血管内に発生した空気によって、血管が閉塞することで引き起こされる全身の異常症状のことをいいます。

肺動脈が閉塞すると、前節で述べた肺血栓塞栓症と同様の症状が発生します。卵円孔などから全身循環に空気が侵入して冠動脈を閉塞すると、冠動脈塞栓症が起こります。また、頭部に流れる血管が閉塞すると脳梗塞を発症します。

術野が心臓よりも高い位置での手術（座位で行われる脳外科手術や肩関節の手術）、腹腔鏡手術のようなガスを送気する手術では空気塞栓症が発生しやすく、注意が必要です。

麻酔科医が行う手技も注意が必要である

麻酔科医が行う手技も、気をつけないと空気塞栓症を誘発します。

●中心静脈カテーテル留置

全身麻酔中は胸腔内圧が陽圧であり、空気塞栓症の危険性は極めて少ないですが、意識下で中心静脈カテーテルを挿入するときは、胸腔内圧は陰圧であるため、カテーテル挿入時には呼吸を止めてもらったり、ヘッドダウンで慎重に行います。もちろん、抜去時にも同様の注意が必要です。

静脈ライン留置

静脈ラインのルートからは必ず空気を抜きます。

空気塞栓症を疑ったら迅速に対応する

　空気塞栓症の診断は極めて難しいのですが、経食道心エコーは空気の検出には有効です。

　空気塞栓症の診断がつけば、次の事がらを迅速に行います。

・外科医に報告する

・100％酸素を吸入する

・術野を心臓よりも低位にする

・循環の維持に努める

・中心静脈カテーテルから空気を吸引する

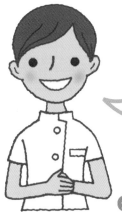

手術室では比較的少ない合併症ですが、坐位で手術を行うときには十分注意しましょう。

先輩ナース

全身麻酔中の合併症⑤
術中覚醒

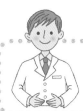

術中覚醒を引き起こす頻度は極めて低いですが、引き起こすと術後の精神的後遺症が残ります。

術中覚醒は術後の精神的後遺症が残る

　術中覚醒の頻度は約0.1%と極めて低いですが、発症すると約半数が術後の精神的後遺症に陥ります。術中覚醒は以下のように分類できます。

▼術中覚醒の分類

Class 0	術中覚醒の記憶はなし
Class 1	音だけでの認知
Class 2	触覚の認知
Class 3	痛み
Class 4	麻痺 (動けない、話せない、息ができない)
Class 5	麻痺と痛みの両方

※恐怖、心配、死の予感などを患者が訴えた場合は、「Class 5D」のように「D」を付加する

　「当日」「翌日」「1週間後」の3回の診察で術中覚醒の診断をします。

術中覚醒の原因は鎮静・鎮痛の不足による

　術中覚醒の要因はいくつか考えられますが、総じて「相対的・絶対的な鎮静・鎮痛の不足」によるものです。

●**人為的要因**
・気化器の操作忘れ
・シリンジポンプの操作ミス
・薬剤の溶解ミス
・ルートトラブル

●**患者側の要因**
　麻酔薬による感受性の差、投与量を仕方なく減量する状況、（肥満など）投与量の予測が困難な場合。

●**高リスク患者・手術**
・患者：術中覚醒の既往、緊急手術、静脈麻酔による管理
・心臓血管手術
・産科手術・帝王切開
・外傷

術中覚醒を発見したときの対応

　術中覚醒を発見したときには、次の対応を行います。

・詳細な診察
・診察内容はカルテに残す
・医療安全部門との共有

・フォローアップ
・場合によって精神科へのコンサルト

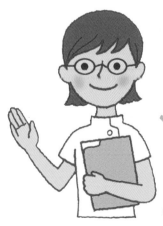

術中覚醒症例の約半数が心的外傷後ストレス障害（PTSD）を引き起こす、といわれています。

ベテランナース

全身麻酔後の合併症①
術後の悪心・嘔吐

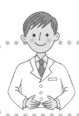

術後の悪心・嘔吐は頻度の高い合併症です。予防や対策を行わないと約50%の患者が発症するといわれています。

危険因子で危険性を予測する

術後の悪心・嘔吐は、様々な要素が積み重なって発症しやすくなるといわれています。

患者因子：若い女性、非喫煙者、50歳以下、乗り物酔いの既往、術後の悪心・嘔吐の既往
麻酔因子：揮発性麻酔薬、術後オピオイド使用、肥満、輸液不足
手術因子：長時間手術、疼痛、腹腔鏡下手術、婦人科手術、開頭術など

これらの中で「若い女性」「非喫煙者」「術後の悪心・嘔吐の既往」「術後オピオイド使用」は、4大危険因子として何らかの介入が必要です。4つともあてはまる患者では、術後の悪心・嘔吐の発生率は約80%です。

予防

術後の悪心・嘔吐の危険性が高いと判断できれば、次のような予防策をとります。

・区域麻酔を選択する
・鎮静薬にプロポフォールを選択する
・亜酸化窒素や揮発性麻酔薬の使用を避ける
・術中・術後のオピオイドの使用を最小限にする
・輸液を怠らない
・不必要な胃管は挿入しない

制吐剤

制吐剤としては次のものが使われます。

・メトクロプラミド（商品名：プリンペラン）
・ドロペリドール（商品名：ドロレプタン）
・ヒドロキシジン（商品名：アタラックス-P）
・デキサメタゾン（商品名：デキサメタゾン）
・オンダンセトロン（商品名：ゾフラン）

1つの薬剤で効果が見られないときは、違う制吐剤も追加します。ペリドールの追加投与は6時間空けます。デキサメタゾンの追加投与は行わないほうがよいです。その他、知っておくべきこととして、デキサメタゾンとオンダンセトロンは保険適応ではありません。

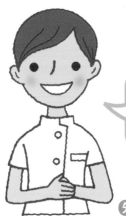

非喫煙者の若い女性は術後の悪心・嘔吐が起こりやすいと予想して対応しましょう。

先輩ナース

全身麻酔後の合併症②
シバリング

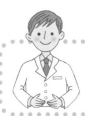

術後のシバリング＊は酸素消費量が上昇するため、患者さんにとって極めて危険な状態に陥る可能性があります。

✚ 全身麻酔をかけると体温は３段階で低下する

全身麻酔を行うと患者の体温は３段階の変化を経て低下します。

● **第1相（再分布性低体温）**
末梢血管拡張により末梢の血流が増加し、中枢の熱が末梢に移動することにより体温が低下します。

● **第2相（物理的熱移動）**
末梢に移動した体温が体外に放散されてしまって、体温が低下します。

● **第3相（体温調節性血管収縮）**
低下した体温を維持しようとして、末梢の血管を収縮させます。体温の低下は緩やかになります。

▼全身麻酔後の体温の変化

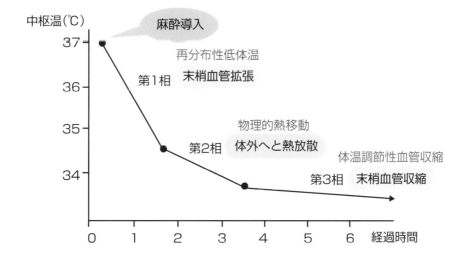

＊**シバリング** 一般に、低体温を予防しようとする反応のこと。

シバリングは大きく2つの機序から発生する

　シバリングの機序は明らかにされていませんが、一般的に次の2つの機序が考えられています。

●体温調整性シバリング
　覚醒時の低体温や術中の閾値温上昇により生じるシバリングです。

●非体温調整性シバリング
　オピオイドの急激な血中濃度の変化（高容量のレミフェンタニルの停止）やストレスによるシバリング閾値の上昇により発生するシバリングです。

シバリングの有害反応

　シバリングによる次の有害反応に留意します。

・酸素消費量の増加
・二酸化炭素濃度の上昇と乳酸アシドーシスによる混合性アシドーシス
・二酸化炭素濃度の上昇による交感神経刺激（高血圧・頻脈・心筋虚血など）

シバリングの予防

　シバリングの予防法は次のとおりです。

・麻酔導入前から加温する
・中枢温で体温管理を行う（できる限り正常値で）
・体温上昇に関与するサイトカイン（IL-6）の抑制目的でフルルビプロフェンを投与する
・マグネシウム含有輸液を行う
・レミフェンタニルの使用法を再考する
・覚醒時に体温を十分上昇させてから覚醒させる

シバリングの発生時の対策

　シバリングの発生時は次の対策を行います。

・加温
・酸素吸入
・メペリジンや硫酸マグネシウムの投与
・場合によってはトラマドールやデクスメデトミジンの投与

全身麻酔後の合併症③
覚醒遅延

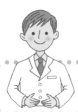

全身麻酔からの覚醒が想定外に遅くなる状況を**覚醒遅延**といいます。

覚醒遅延の原因は多岐にわたる

覚醒遅延の原因は、「薬物」「患者」「手術」の3つに大別できます。また、発症は単独ではなく複数の要因が関与することがほとんどです。

●薬物要因
・静脈麻酔薬：過量投与、長時間鎮静による体内蓄積
・揮発性麻酔薬：長時間使用による体内蓄積
・オピオイド：長時間使用による体内蓄積
・筋弛緩薬：残存筋弛緩薬

●患者要因
・高齢
・肝・腎障害
・低・高血糖
・高二酸化炭素血症
・低体温
・頭蓋内病変
・高度肥満

●手術要因
・長時間
・大量出血や大量輸血
・脳外科手術や肝臓切除術など

予防と対処

覚醒遅延の防と対処の方法は、次のとおりです。

・血行動態を安定させる
・薬物の血中濃度低下を待つ
・各麻酔モニターを装着して、モニタリングを行う
　例）脳波モニター　　：過鎮静の予防
　　　筋弛緩モニター　：過剰筋弛緩の予防
・覚醒遅延が疑われる場合は、手術後の集中治療室（ICU）管理も考慮する

・拮抗薬を準備する
・原因検索を常に行う

全身麻酔後の合併症④
その他（術後せん妄・歯牙損傷など）

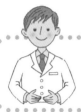

「術後せん妄」は近年注目されている合併症であり、「歯牙損傷」は古くから気をつけられている合併症です。

術後せん妄を引き起こすと高次機能障害が出たり予後に影響する

　術後せん妄は近年注目されている合併症です。最近の研究から、術後せん妄を引き起こすと高次機能障害が出たり予後に影響するといわれています。

　せん妄とは、次の条件を満たすものです。

- ・注意の障害および意識の障害（Ⓐ）
- ・手術前から認知の障害（Ⓑ）
- ・ⒶⒷが短期間のうちに出現する
- ・ⒶⒷが予期できる生理学的変化がある

　また、発生要因としては以下の3つのグループが考えられます。

- ・直接因子：手術侵襲、低酸素血症、貧血、発熱、代謝障害
- ・背景因子：高齢、既存の認知症、アルコール依存症など
- ・誘発因子：疼痛、睡眠障害、騒音や照明などの過度の外的要因、カテーテル・チューブ類

　せん妄の予防とケアの方法としては、何よりも「可能な限り日常生活に近づける」ことが重要です。なお、せん妄の予防・治療に効果のある薬物は存在しません。

- ・非薬物的介入：認知維持、睡眠補助、運動、快適な環境、カテーテルの整理
- ・背景因子の治療
- ・疼痛管理、脱水・電解質・血糖値の補正、バイタルサインの補正、使用薬物を最小にする

歯牙損傷は麻酔科医が
最も気をつけないといけない合併症

　手術中の歯牙損傷の75%が気管挿管時に、20%が抜管時に発生するといわれています。動揺歯や挿管困難、緊急手術は特に注意が必要です。また、気管挿管だけではなく声門上器具や経口エアウェイ、経食道心エコーのプローブ挿入時にも発生しやすいです。

●**事前の対策**

　まず術前診察で動揺歯がないかを確認します。時間があればプロテクターの準備を行います。もちろん患者さんへの説明も怠らないようにします。

●**当日の対策**

　脱落歯に対応するためにマギール鉗子を準備します。挿管・抜管は慎重に行うようにします。

●**発生時の対応**

　歯牙損傷が発生したときは、まず脱臼歯を取り出し、すぐに歯科医に対応を依頼します。

せん妄の予防とケアは「可能な限り日常生活に近づけること」です。

新人ナース

索引

参考文献

● 周術期管理チームテキスト第3版 公益社団法人日本麻酔科学会 会員（著）、日本手術看護学会 会員（著）公益社団法人日本麻酔科学会、2016年

● 周術期管理チーム2018年度認定試験問題解説集（周術期管理チーム認定試験問題 過去問）公益社団法人 日本麻酔科学会、日本麻酔科学会・周術期管理チーム委員会、2019年

● Dr. 讃岐のツルっと明解！周術期でよくつかう薬の必須ちしき、病棟ナースにもさらさら役立つ（メディカのセミナー濃縮ライブシリーズ）、讃岐美智義、メディカ出版、2016年

● チーム医療による周術期管理まるわかり～安全で質の高い術前術後管理を行うための、チーム内の役割と連携、川口昌彦・古家 仁、羊土社、2015年

● 看護の現場ですぐに役立つ 術前・術後ケアの基本（ナースのためのスキルアップノート）大口祐矢、秀和システム、2016年

● 麻酔看護 先読み力UPブック 29症例でイメージできる！麻酔科医の考え方がわかる！（オペナーシング2018年春季増刊）森本康裕・駒澤伸泰、メディカ出版、2018年

【著者】

佐々木 克之 (ささき かつゆき)

国立医療機関において麻酔医療に長年にわたり従事。
現在は、傍らで若手看護師が理解すべき麻酔の知識について、セミナー等の講師も担当している。

【編集協力】

株式会社 エディトリアルハウス

【本文キャラクター】

大羽 りゑ

【本文イラスト】

タナカ ヒデノリ

看護の現場ですぐに役立つ
麻酔ケアの基本

発行日	2020年 8月 6日	第1版第1刷

著 者　佐々木 克之

発行者　斉藤 和邦
発行所　株式会社 秀和システム
　　　　〒135-0016
　　　　東京都江東区東陽2-4-2　新宮ビル2F
　　　　Tel 03-6264-3105（販売）Fax 03-6264-3094
印刷所　三松堂印刷株式会社　　　　Printed in Japan

ISBN978-4-7980-5965-5 C3047